Dr. med. Sigrid Flade

Neurodermitis natürlich behandeln

- Allergenfreie Nahrung – der erste Schritt zur Besserung
- Sanfte Pflege für die Haut
- Biologische Heilmethoden

www.knaur.de

Inhalt

Vorwort 4

Was ist eigentlich Neurodermitis? 6
Immunsystem und Allergie 7
Ist die Neurodermitis vererbbar? 9

Die Ursachen der Neurodermitis 14
Allergie gegen Nahrungsmittel 15
Milch- und Milchprodukte als Hauptübeltäter 16
So zeigt sich eine Nahrungsmittel-Allergie 18

Die Diagnose – so wird Neurodermitis festgestellt . 22
So testen Sie Nahrungsmittel selbst 23
Tests, die nur der Arzt durchführen sollte 26

Die Ernährungsumstellung 28
Das Grundübel Kuhmilch 29
Fleisch ist erlaubt 30
Nicht alle Früchte sind verträglich 32
Gemüse 34
Das »tägliche Brot« wird zum Problem 34
Würzen – aber nicht wie bisher 36
Was der Neurodermitiker trinken kann 37
Zucker und Süßigkeiten – besser vergessen! 38
Diät bei Säuglingen und Kleinkindern 40
Für und wider die Diät 42

Biologische Heilverfahren 44
Gesunde Lebensführung als Basis 45
Kampf der Übersäuerung 45
Die Wurzel aller Übel steckt im Darm 51
Regena-Therapie 57
Homöopathie 59
Akupunktur 61
Bioresonanztherapie 62
Eigenblutbehandlung 63

Inhalt

Enzympotenzierte Desensibilisierung (EPD) 65
Behandlung mit Schlangenenzymen 66
Urin – ein Wundermittel aus der Natur 67
Klimakur 69
Für seelische Harmonie sorgen! 70

Die Behandlung der Haut 74
Wasser sparsam verwenden 75
Pflegemittel für die Haut 77
Wirksame Mittel gegen den quälenden Juckreiz 80

Auslöser und Verstärker 86
Tiere – kein Umgang für Neurodermitiker 87
Blütenpollen können die Neurodermitis verschlimmern . . . 87
Wie man sich bettet 89
Chemikalien am Arbeitsplatz und im Haus 90
Falsche Kleidung verstärkt die Neurodermitis 92
Wohnen ohne Schadstoffe 94
Erdstrahlen können Neurodermitis noch verstärken 95
Elektromagnetische Störfrequenzen 97
Amalgamplomben sind Gift im Mund 98

Neurodermitis und Impfung 100
Wann impfen – und wann besser nicht? 101
Meine ganz persönliche Meinung 104
Verstärkung der Neurodermitis durch andere
  Erkrankungen 105
Ein Wort zum Schluss 107

Anhang 108
Hilfreiche Adressen 108
Bücher, die weiterhelfen 110
Selbsthilfegruppen 110
Register 110
Impressum 112

Vorwort

Kein Zweifel: Die Neurodermitis hat sich zu einer wahren Volksseuche entwickelt! Vor 20 bis 30 Jahren – zu dieser Zeit arbeitete ich in einer großen Münchner Kinderklinik – bekamen wir nur selten kleine Patienten mit dem typischen Beugenekzem. Mit einer Salbenbehandlung konnten wir in diesen leichten Fällen meist schnell und dauerhaft helfen.

Heute werden mir täglich schon Säuglinge in die Praxis gebracht, deren Haut von oben bis unten gerötet ist. Auch sind immer mehr Erwachsene von dieser Krankheit betroffen, und manchmal tritt sie sogar bei über 60-Jährigen zum ersten Mal auf.

Vieles kann die Ursache sein

Täglich erlebe ich so bei groß und klein das Martyrium mit, das die äußere Entstellung, vor allem aber das quälende Spannungsgefühl der trockenen, entzündeten Haut und der teuflische Juckreiz mit sich bringen – ein Leiden, das tagsüber die Lebensfreude vergällt und nachts den Schlaf raubt.

Die Frage nach den Ursachen drängt sich auf. Nahe liegend ist ein Zusammenhang mit unseren Lebensumständen, mit der Ernährung, mit der zunehmenden Belastung unseres Immunsystems durch Chemikalien, die es früher nicht in diesem Maße zu verkraften hatte, mit Nahrungsmittelzusätzen, Elektrosmog, Wohngiften, Impfungen, unverträglichem Zahnmaterial und vielem mehr. Davon soll in diesem Buch die Rede sein, vor allem aber auch von den Möglichkeiten der Naturheilkunde, die dauerhaft von den quälenden Symptomen befreien können.

Die Schulmedizin versagt hier oft

Wie hat sich die Neurodermitis zu meinem Praxisschwerpunkt entwickelt? Denke ich zurück an die 1970er Jahre, so muss ich einem kleinen Jungen aus der Nähe von Augsburg dankbar sein, dessen Namen ich vergessen habe. Ich sehe ihn in meiner Erinnerung jedoch

Besonders unangenehm bei Neurodermitis ist der quälende Juckreiz.

noch deutlich vor mir: Damals noch eine Seltenheit, war sein ganzer Körper feuerrot, die Haut schuppte und juckte höllisch, die Kopfhaut war von einer dicken Schuppenschicht bedeckt. Mit einem Riesentopf Cortisonsalbe brachten wir den Spuk in kurzer Zeit zum Verschwinden und entließen den kleinen Patienten mit reiner Haut nach Hause.

Wenige Wochen später jedoch warf mir seine Mutter vor, kurz nach der Entlassung sei alles wieder beim alten gewesen. Nun habe ein Heilpraktiker helfen können. Diese Rüge habe ich mir zu Herzen genommen, musste ich mir doch eingestehen, dass die Naturheilkunde bei derartigen Erkrankungen unserer Schulmedizin ganz offensichtlich überlegen ist. Ich habe mich also noch mal wieder auf die Schulbank gesetzt und das kleine Einmaleins der biologischen Medizin gelernt.

Ursachen statt Symptome therapieren

Am Anfang dieses langen Weges stand die Erkenntnis über den unterschiedlichen Denkansatz der beiden Richtungen. Hält die Schulmedizin die Symptome für die eigentliche Krankheit und bemüht sich, diese auf dem kürzesten Wege zu unterdrücken, so hinterfragt die alternative Medizin vielmehr, welche verborgenen Ursachen für die Krankheitssymptome verantwortlich sind und versucht, die Symptome auf natürlichem Wege zum Verschwinden zu bringen.

Für die Neurodermitis heißt dies, den Ausschlag nicht nur durch eine Cortisonsalbe zu unterdrücken. Freilich ist dazu die Mithilfe des Patienten unter anderem durch eine Umstellung seiner Ernährung unerlässlich. Dabei ist auch Geduld vonnöten, dauert es doch länger als ein paar Tage, bis sich der Erfolg einstellt. Dennoch lohnt sich dieser Weg, denn die tägliche Erfahrung mit den in diesem Buch beschriebenen Methoden zeigt: Neurodermitis ist keine Erkrankung, mit der man leben muss! Eine dauerhafte Befreiung von den quälenden Symptomen ist möglich!

München, im Juni 2004   *Dr. med. Sigrid Flade*

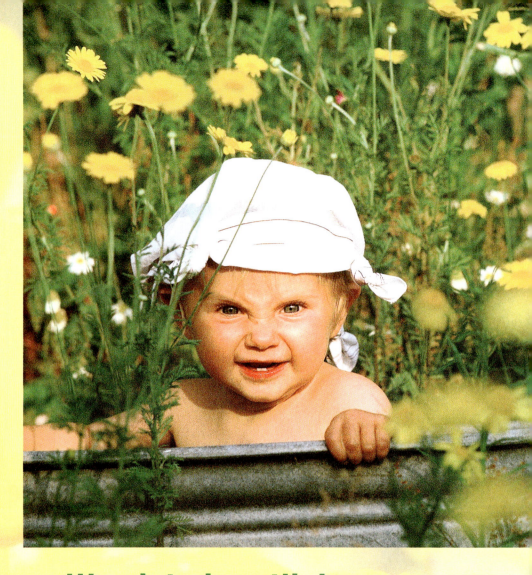

Was ist eigentlich Neurodermitis?

Die Neurodermitis ist eine allergische Erkrankung. Eine Allergie – wörtlich »andersartige Reaktion« – beruht auf einer überschießenden Reaktion bestimmter Funktionen unseres Abwehrsystems. Die Grundlage dafür ist eine ererbte Veranlagung, die allerdings erst im Zusammenspiel mit anderen Auslösern eine Krankheit ausbrechen lässt. Häufigster Verstärker ist eine Nahrungsmittel-Allergie, die an vielfältigen Symptomen erkennbar wird.

Immunsystem und Allergie

Die Aufgabe des Immunsystems besteht darin, unseren Organismus gegen eingedrungene Fremdstoffe und Krankheitserreger zu schützen. Werden diese schädlichen Eindringlinge, die Antigene (beim Allergiker Allergen genannt) im Körper ausgemacht, so schaltet das Immunsystem auf Alarm. Eine »Schutztruppe«, bestehend aus bestimmten Formen von im Knochenmark gebildeten Zellen, den T-Lymphozyten, tritt auf den Plan, greift die Feinde an und vernichtet sie. Das zweite Standbein unseres Immunsystems stellen in der Leber, der Milz und im Lymphgewebe der Darmwand gereifte Zellen, die B-Lymphozyten dar. Sie bilden Antikörper, die Immunglobuline, die spezifisch dem eingedrungenen Antigen entsprechen, so wie der Schlüssel dem Schloss.

Die Körperabwehr spielt verrückt

Als Antigene können nicht nur Krankheitserreger wirken, sondern auch andere körperfremde Stoffe, mit denen unser Organismus in Berührung kommt, z.B. Pollen, Schimmelpilze, Chemikalien oder Nahrungsmittel. Im Allgemeinen ist der Körper Nahrungsmitteln gegenüber tolerant. Bei Allergikern identifiziert das Immunsystem jedoch bestimmte Lebensmittel als Fremdstoffe. Nach dem ersten Kontakt mit einem Antigen werden Antikörper gebildet, die sich auf der äußeren Hülle der Mastzellen in den Schleimhäuten festsetzen. Kommt jetzt der nächste Antigenschub, so fangen die Antikörper das Antigen ab und verbinden sich mit ihm. Durch diesen Prozess wird die Zelle dazu angeregt, ein bestimmtes Gewebshormon, das Histamin, auszuschütten.

> Allergene können über die Haut, das Bronchialsystem oder den Verdauungstrakt in den Körper gelangen.

Übeltäter Histamin

Ein gesunder Mensch merkt von all diesen Vorgängen nichts; die Natur hat dafür gesorgt, dass sie in vernünftigem Rahmen gehalten und gebremst werden. Dafür sind die T-Suppressorzellen, die Unterdrückerzellen, verantwortlich. Beim Allergiker nun ist dieses feine Gleichgewicht gestört. Bei ihm erfolgt eine überschießende, unge-

Was ist eigentlich Neurodermitis?

bremste Ausschüttung des Gewebshormons Histamin. Dieses aber ist für all die unangenehmen Begleiterscheinungen einer Allergie verantwortlich.

Antikörper als Nachweis einer Allergie

Von den Eiweißkörpern (Immunglobulinen), die an allergischen Reaktionen beteiligt sind, gibt es zwei Arten: das Immunglobulin E (IgE) und das Immunglobulin G (IgG). Das IgE ist im Spiel, wenn es um Sofortreaktionen geht, z.B., wenn die Haut eines Patienten eine Stunde nach dem Genuss von Erdbeeren, Wein oder Schokolade aufblüht. Das IgG dagegen ist für Spätreaktionen verantwortlich, die erst nach sechs bis acht Stunden oder noch später auftreten. Solche Spätreaktionen sind – neben Sofortreaktionen – gerade bei der Nahrungsmittel-Allergie, übrigens auch bei der Unverträglichkeit von Chemikalien und Lebensmittel-Zusatzstoffen, häufig. Sie werden durch den IgG4-Test erfasst, mit dessen Hilfe die Verträglichkeit oder die Unverträglichkeit verschiedener Nahrungsmittel festgestellt werden kann (siehe Seite 27). Eine hundertprozentig zuverlässige Aussage darüber, was ein Allergiker meiden muss, ist allerdings dadurch nicht möglich.

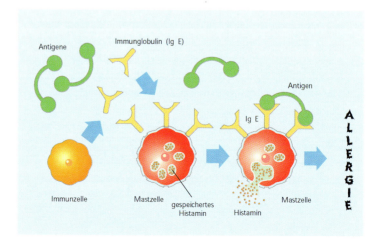

Wenn Antigene in den Körper eindringen, bilden Immunzellen spezifische Antikörper (Immunglobuline). Diese lagern sich an Mastzellen an und sensibilisieren sie. Bei einem nächsten Kontakt können die Mastzellen »ihre« Antigene abfangen. Dabei wird Histamin ausgeschüttet – beim Allergiker ungebremst.

Pseudoallergien

Bei einer überschießenden Reaktion ohne Beteiligung des Histamins spricht man von pseudoallergischen Symptomen. Dieser Mechanismus kommt beispielsweise bei Nahrungsmittel-Zusatzstoffen oder Bestandteilen von Medikamenten zum Tragen. Die Symptome sind jedoch die gleichen wie bei einer echten allergischen Reaktion. Sie treten allerdings – im Gegensatz zur echten Allergie – nicht nach jedem Kontakt mit dem auslösenden Stoff auf, sondern abhängig davon, in welchem Zustand der Körper sich befindet und wie viel schädigende Substanz er aufgenommen hat.

Ist die Neurodermitis vererbbar?

Die Anlage zu Neurodermitis oder einer anderen Form der Allergie wird in etwa 70 Prozent der Fälle vererbt, wenn beide Elternteile von ihr betroffen sind. Man nennt eine solche Erbanlage auch Atopie. Sie beinhaltet eine Überempfindlichkeit von Haut und Schleimhäuten. Außer einer Neurodermitis können sich auf der Grundlage dieser atopischen Veranlagung auch Asthma oder Heuschnupfen entwickeln. In manchen Familien kommt die eine oder andere Krankheit bei verschiedenen Mitgliedern vor. Aber auch der Wechsel dieser Beschwerden bei ein und demselben Patienten ist bekannt:

Äußere Zeichen einer allergischen Veranlagung

Gelegentlich ist sie nur an einigen äußeren Merkmalen erkennbar, die einzeln oder gleichzeitig vorhanden sein können:
- eine doppelte Unterlidfalte
- pelzmützenartiger Haaransatz
- Lichtung der seitlichen Augenbrauenpartie
- auffallend blasse Gesichtsfarbe und Schatten unter den Augen
- trockene Haut, Empfindlichkeit gegenüber Wolle
- auffallend viele kleine Falten in der Handfläche
- negativer Dermographismus: Wenn Sie mit dem Fingernagel über die Haut kratzen, wird sie beim Atopiker blass statt gerötet.

Was ist eigentlich Neurodermitis?

Der Ausschlag der Haut verschwindet, kurz danach bildet sich Asthma aus – ein Mechanismus, der übrigens durch die Unterdrückung des Ekzems mit Hilfe von Cortison (siehe Seite 78) provoziert werden kann.

Auslöser sind notwendig

Nicht immer muss eine solche Erbanlage zum Ausbruch kommen, also eine Erkrankung zur Folge haben. Manchmal bleibt sie das ganze Leben »stumm«. Sie wird nur ausgelöst durch negative Belastungen wie eine Infektionskrankheit, Impfung, falsche Ernährung mit zu viel Süßigkeiten oder Stress. Doch der Erkrankung kann durch eine gesunde Lebensweise und die richtige Ernährung sowie die Vermeidung von Auslösern wirksam vorgebeugt werden.

Die Neurodermitis hat viele Gesichter. Der schlimme Juckreiz begleitet die Patienten in jeder Altersstufe. Die Veränderungen der Haut dagegen sind in den verschiedenen Lebensabschnitten unterschiedlich.

Milchschorf

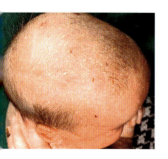

Milchschorf kann ein Anzeichen für die Veranlagung zu Neurodermitis sein.

Krustig-schuppige Auflagerungen bei Babys auf dem Kopf sind nicht selten das erste Anzeichen für eine Veranlagung zur Neurodermitis. Die Bezeichnung rührt von einer Ähnlichkeit mit geronnener und getrockneter Milch her. Oft ist der gesamte Schädel von einer dichten Schuppenschicht bedeckt. Auch sind die Wangen häufig gerötet, weisen Pickel und kleine Bläschen auf, die platzen und nässen. Durch Reiben und Kratzen wird der Reizzustand verstärkt. Der Milchschorf kann sich bis zum zweiten Lebensjahr von selbst zurückbilden.

Manchmal handelt es sich dabei nur um ein Säuglingsekzem (seborrhoisches Ekzem). Eine Neurodermitis verrät sich dagegen in der Regel durch den begleitenden Juckreiz.

Beugenekzem

Im zweiten Lebenshalbjahr verlagern sich die Hautveränderungen in die Gelenkbeugen, also Ellenbeugen und Kniekehlen. Aber auch Handrücken und Handgelenke, Nacken und Hals, Gesicht und Fuß-

Ist die Neurodermitis vererbbar?

Anzeichen von Milchschorf bei Babys:
- krustige Schuppen auf dem Kopf
- gerötete Wangen
- Pickel und platzende Bläschen auf den Wangen

Nach dem zweiten Lebenshalbjahr gerötete, nässende Haut:
- in den Ellenbogen- und Kniegelenken
- auf Handrücken, Handgelenken und Fußrücken
- an Nacken, Hals und Gesicht

Besondere Formen:
- Elefantenhaut (lichenifiziertes Ekzem)
- runde gerötete Papeln statt flächenhafter Ausdehnung
- Pusteln mit gelbem Köpfchen durch zusätzliche Infektion mit Eitererregern
- Bläschengruppen durch Herpesviren
- Reizungen durch Pilzbesiedlung

rücken sind bevorzugte Stellen der Neurodermitis. Die Haut ist gerötet, meist auch etwas gedunsen, weist Kratzspuren auf und nässt manchmal. Vorwiegend ist sie trocken und spannt unangenehm.
Bei schweren Formen, die heute immer häufiger vorkommen, kann sich die Neurodermitis über den ganzen Körper ausbreiten, also auch über Bauch, Rücken, Arme und Beine.

Lichenifiziertes Ekzem
So wird eine kosmetisch unschöne Begleiterscheinung der Neurodermitis bezeichnet. Die Haut sieht verdickt aus und weist tiefe eingekerbte Linien auf, die sie in unregelmäßige Felderungen unterteilen. Am zutreffendsten könnte man diese Erscheinung mit der Elefantenhaut vergleichen.

Juckreiz
Neben der kosmetischen Entstellung durch den Ausschlag und dem damit verbundenen unangenehm brennenden und spannenden Gefühl – beides schon schlimm genug! – macht der quälende Juckreiz

Was ist eigentlich Neurodermitis?

diese Krankheit erst zum wahren Martyrium. Vor allem die Bettwärme ist mit daran schuld, dass der Juckreiz nachts am Schlafen hindert, aber auch Müdigkeit, Ärger oder Aufregung, zu rasches Ausziehen oder Schwitzen steigern den Juckreiz bis zum Unerträglichen. Zuweilen steigert sich der Juckreiz zu regelrechten Krisen. Das Kratzen nimmt dann einen direkt zwanghaften Charakter an und ist durch noch so starke Willensanstrengung kaum zu unterdrücken. Auch ständige Ermahnungen der Eltern werden kein neurodermitisches Kind je am Kratzen hindern. Was bei Kindern gegen Kratzen hilft:

- Ablenkung
- Kurzschneiden der Fingernägel
- Überziehen dünner Fäustlinge nachts
- zugenähte Schlafanzugärmel
- ein Verband

Die Zusammenhänge zwischen Juckreiz und unverträglichen Nahrungsmitteln sind auf Seite 28 ff. ausführlich dargestellt.

Superinfektionen

Eitererreger, Herpesviren und Pilze schaden der Haut zusätzlich.

Die neurodermitische Haut, deren Gehalt an Fett und Feuchtigkeit und deren Abwehrkraft gegen Infektionen gestört ist, wird weit mehr als die gesunde von Eitererregern (Staphylokokken) besiedelt. Sie finden einen idealen Nährboden in dem entzündeten Gewebe. Eine Infektion erkennt man an Pusteln mit gelbem Köpfchen oder einem gelblichen Sekret auf der Haut, das mit Krusten eintrocknet.

Oft ist die Haut bei einer Superinfektion aber nur hochrot und juckt sehr stark. Die Ursache sind Toxine, also Giftstoffe, die Bakterien ausscheiden und die Haut stark reizen.

Herpesviren

Auch Herpesviren machen sich gern auf der geschädigten Haut breit, zu erkennen an gruppenweise zusammenstehenden Bläschen, die mit heller, nicht eitriger Flüssigkeit gefüllt sind, leicht platzen und dann nässen. Wenn nichts gegen die Erreger unternommen

Ist die Neurodermitis vererbbar?

wird, breiten sie sich möglicherweise rasant auf der Haut und den Schleimhäuten aus.

Pilze verstärken die Symptome

Verschiedene Pilze lassen sich auch oft auf der Haut nieder und führen zur Verstärkung der Symptome. Sie können ebenfalls auf die Schleimhäute übertreten und sich im gesunden Verdauungstrakt ansiedeln. Dort führen sie auf die Dauer zu erheblichen Schäden, die sich vor allem in Durchfällen, Verstopfung, Blähungen oder Müdigkeit äußern.

Da all diese entzündlichen Veränderungen der Haut mit Eitererregern, Herpesviren oder Pilzen die Gewebsflüssigkeit (Lymphe) belasten, sind bei Neurodermitikern häufig die Lymphknoten in der Leiste oder am Hinterkopf geschwollen – Beweis dafür, wie stark der Körper mit der Verarbeitung von Schlackenstoffen aus der Haut beschäftigt ist.

Bei Superinfektionen ist das Abwehrsystem des gesamten Körpers gefordert.

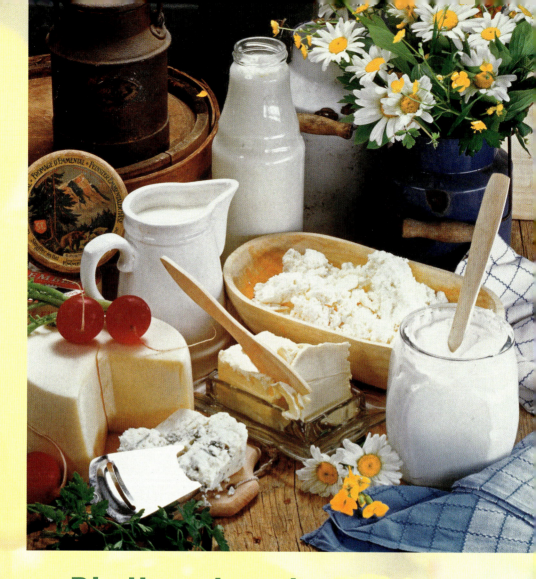

Die Ursachen der Neurodermitis

Die ererbte Veranlagung zur Allergie ist die erste Voraussetzung für die Krankheit. Hinzu müssen aber immer noch weitere Auslöser oder Verstärker kommen. Meiner Erfahrung nach liegt der Neurodermitis praktisch immer eine Nahrungsmittel-Allergie zugrunde.

Allergie gegen Nahrungsmittel

Der Körper ist im Allgemeinen Nahrungsmitteln gegenüber tolerant; schließlich ernähren wir uns ja davon. Bei Allergikern kommt es jedoch nach dem Genuss verschiedener Lebensmittel, vor allem auch von Grundnahrungsmitteln, zu krankhaften, allergischen Reaktionen.

Allerdings darf nicht übersehen werden, dass auch andere Substanzen, die Allergien auslösen können, z.B. Blütenpollen, Tierhaare, Milben und Hausstaub, Chemikalien und Metalle, ebenfalls eine Neurodermitis verstärken können.

Allergie gegen Nahrungsmittel

Eine überschießende Reaktion auf Nahrungsmittel wird bei vielen Patienten sofort auf der Haut deutlich sichtbar, z.B. bei einer Überempfindlichkeit gegen Erdbeeren oder Krustentiere. Hier ist der Zusammenhang klar erkennbar.

Oft aber tarnt sich die Allergie. Nehmen die Allergiker ihre Allergene wie Weizen, Roggen, Milch, Eier häufig oder sogar täglich zu sich, »maskiert« sich die Allergie, da sich der Körper in einer Anpassungsphase befindet: Er protestiert nicht mehr direkt, sondern reagiert auf indirekte Weise mit der Entwicklung chronischer Krankheitszustände, wie ständigen Kopfschmerzen, Asthma oder einer Neurodermitis, ohne dass ein Zusammenhang mit speziellen Nahrungsmitteln erkennbar wird.

So lässt sich auch erklären, warum es nicht reicht, bei einem neurodermitischen Säugling nur die Kuhmilch aus der Flasche zu verbannen. Denn auch die als Ersatz verwendete Sojamilch, Karotten oder Breie aus Weizenmehl oder Weizengrieß können allergische Reaktionen hervorrufen.

Ein tröstlicher Hinweis: Erfreulicherweise gilt die Feststellung nicht ein für allemal, dass beispielsweise Weizen oder Äpfel allergische Reaktionen hervorrufen. Werden die unverträglichen Nahrungsmittel zunächst konsequent weggelassen, so verträgt der Patient sie oft früher oder später wieder.

Vollständige Allergen-Freiheit: Die Haut kann immer nur dann abheilen, wenn die Nahrung vollkommen allergenfrei ist.

Die Ursachen der Neurodermitis

Milch und Milchprodukte als Hauptübeltäter

Grundsätzlich ist eine Unverträglichkeit bei jedem Nahrungsmittel möglich, wenn es häufig und in großen Mengen gegessen wird. Kuhmilch ist jedoch meiner Erfahrung nach der Übeltäter Nummer eins bei den Nahrungsmittel-Allergien. Sie ist von der Natur zur Aufzucht von Kälbern gedacht, nicht als Nahrungsmittel für uns Menschen.

Es fehlt uns, jedenfalls nach dem ersten Lebensjahr, ein spezieller Verdauungsfaktor im Magen, um sie für unseren Organismus nutzbar zu machen. Viele Menschen haben außerdem einen Mangel an dem Ferment Laktase, ihr Körper kann deshalb den Milchzucker nicht aufschließen.

Bei den meisten jedoch besteht eine Allergie auf Bausteine des Milcheiweißes, das Kasein oder das Lactalbumin, häufig sogar auf beide. Offenbar handelt es sich hier um einen Erbfaktor: Die Milchallergie als Grundübel – wenn auch als verstecktes – wird in manchen Familien von Generation zu Generation weitergegeben.

Kuhmilch ist unter den Nahrungsmittel-Allergien der Übeltäter Nr. 1.

Durch Milch das ganze Leben vergällt?

Wie vielen Menschen ist durch eine unerkannte Milchallergie schon buchstäblich von der Wiege bis zur Bahre die Freude am Leben vergällt worden!

Das beginnt schon beim Säugling. Seine ersten Lebensmonate sind überschattet von unerträglichen Bauchkoliken, die ihn gepeinigt schreien lassen, von Blähungen, chronischer Verstopfung oder Durchfall, verursacht von der Kuhmilch im Fläschchen oder im Brei, weil selbstverständlich die meisten fertigen Säuglingsnahrungen auf Kuhmilchbasis hergestellt werden. Auch das Stillen schützt leider nicht vor einer Kuhmilch-Unverträglichkeit. Denn der Säugling kann über die Muttermilch eine Überempfindlichkeit gegen Kuhmilcheiweiß entwickeln, wenn die Mutter Milch trinkt oder Milchprodukte isst.

Milch und Milchprodukte als Hauptübeltäter

Trinken Sie also während der Stillzeit – und übrigens auch schon während der Schwangerschaft – möglichst wenig Milch, damit Sie bei einem Allergie-gefährdeten Baby eine Milchallergie nicht noch richtig anheizen. Typisch ist, dass nach dem ersten Lebensjahr die Milch scheinbar vertragen wird. Die quälenden Blähungen verschwinden. Selten bleibt eine Neigung zu chronischer Verstopfung oder Durchfällen bestehen.

Die Grundlage für spätere allergische Erkrankungen

Nach dem Säuglingsalter beginnt sich die Kuhmilch-Unverträglichkeit an anderer Stelle zu manifestieren, beispielsweise als Neigung zu Schnupfen oder Bronchitis in den Atemwegen, als Entzündungen im Mittelohr oder an den Mandeln. Weder die Eltern, was verständlich ist, noch – leider – die meisten Ärzte denken in solchen Fällen an eine Kuhmilch-Allergie als Wurzel des Übels und an die notwenige Konsequenz, nämlich eine milchfreie Ernährung.

Eine Kuhmilch-Unverträglichkeit kann sich in verschiedenen chronischen Erkrankungen manifestieren.

Stattdessen wird die Situation durch Antibiotikagaben verschlechtert – weil durch diese Medikamente die gesunde Darmflora geschädigt und der Nahrungsmittel-Allergie weiter Vorschub geleistet wird. Häufig tritt dann infolge der Kuhmilchallergie eine regelrechte allergische Erkrankung auf den Plan: Eine spastische Bronchitis wird zu chronischem Asthma, oder es entwickelt sich ein Heuschnupfen – oder eben eine Neurodermitis!

Zeichen einer Kuhmilch-Unverträglichkeit bei Kleinkindern:

- häufige grippale Infekte
- spastische Bronchitis
- ständige Schnupfennase
- immer wiederkehrende Mittelohreiterungen
- geschwollene Gaumenmandeln
- öfter Angina
- sehr häufig die Vergrößerung der Rachenmandel (im Volksmund »Polypen« genannt)

Die Ursachen der Neurodermitis

So zeigt sich eine Nahrungsmittel-Allergie

Die Palette von gesundheitlichen Störungen, hinter der sich eine Nahrungsmittel-Allergie verbergen kann, ist erstaunlich breit. Deshalb möchte ich hier ausführlicher darstellen, welche verschiedenen Auswirkungen eine Nahrungsmittel-Allergie auf den Organismus haben kann.

Vielleicht entdecken Sie das eine oder andere Symptom auch an sich selbst. Nicht jeder Mensch leidet selbstverständlich an allen hier aufgeführten Beschwerden gleichzeitig, es sind auch unterschiedliche Kombinationen möglich. So kann die Neurodermitis beispielsweise mit Asthma, Migräne, Depressionen oder Gelenkbeschwerden gekoppelt sein.

Es scheint auch spezifische Schwerpunkte in den einzelnen Familien zu geben. Als Reaktion auf die gleiche zugrunde liegende Nahrungsmittel-Allergie – die durch die gleiche allergenfreie Diät behandelt werden kann! – tritt in einer Familie gehäuft Neurodermitis oder Schuppenflechte auf, in einer anderen Asthma oder Heuschnupfen, wieder in einer anderen äußert sich die Nahrungsmittel-Allergie als Migräne, Gelenkrheumatismus, Bluthochdruck, Übergewicht oder chronische Magen-Darm-Störung wie Verstopfung, Durchfall oder Magen-Darm-Geschwüre.

Jeder Patient hat sein »eigenes Muster«, mit dem er auf seine Nahrungsmittel-Allergie reagiert.

Süchtige Esser sind meist Nahrungsmittel-Allergiker

Suchtartiges Essen, wobei der Betroffene speziell erpicht ist auf seine Allergene wie Süßigkeiten oder Brot, saure Äpfel, Milch oder Käse (!), ist meist ein eindeutiger Hinweis auf eine Nahrungsmittel-Allergie. Oft wird der Zwang dazu derart unwiderstehlich, dass der Betroffene dagegen schier machtlos ist. So stopfen Bulimie-Kranke wahllos Essen in sich hinein und erbrechen es dann wieder, bis sie gesundheitlich wie finanziell ruiniert sind. Das ist eine entwürdigende Situation, der durch Meiden der individuellen Allergene in vielen Fällen prompt beizukommen ist.

Alkoholiker oder Drogensüchtige, aber auch Kettenraucher kommen in Familien mit Nahrungsmittel-Allergien überdurchschnittlich häu-

So zeigt sich eine Nahrungsmittel-Allergie

fig vor. Denken Sie auch an die vielen Kaffeesüchtigen, die ohne ihr braunes Lebenselixier nicht auskommen können. Auch bei ihnen ist dies praktisch immer eine Folge der Allergie – eben auf Kaffee. Die Symptome der Nahrungsmittel-Allergie werden dann noch zusätzlich verstärkt durch die einseitige Ernährung; das Säure-Basen-Verhältnis wird zu ungunsten der Basen verschoben.

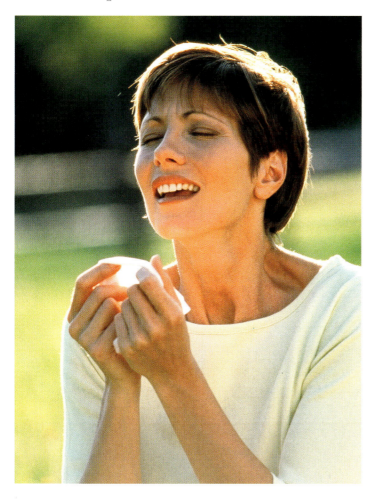

Ein chronischer Reizhusten kann Symptom einer Nahrungsmittel-Allergie sein.

Die Ursachen der Neurodermitis

Die Palette der Beschwerden, hinter denen sich eine Nahrungsmittel-Allergie verbirgt, ist erstaunlich breit.

Symptome bei Nahrungsmittel-Allergie

Haut:
Neurodermitis, Juckreiz, Nesselsucht (Urticaria), Schuppenflechte (Psoriasis), sonstige Hautausschläge.

Verdauungsorgane:
Geschwüre (Aphthen) im Mund, Magen- und Zwölffingerdarm-Geschwüre, Blähungen, Koliken, chronische Verstopfung oder Durchfälle, Afterekzem, Colitis ulcerosa und Morbus Crohn (beides schwere, chronische Entzündungen des Dickdarms), Zöliakie (Allergie auf Klebereiweiß im Getreide mit der Folge von Durchfällen und Gedeihstörungen bei Kindern).

Kopf:
Chronische Kopfschmerzen, Migräne, manchmal Gehirnkrämpfe (Epilepsie).

Muskeln und Gelenke:
Muskelschmerzen, rheumatische Gelenkschmerzen, geschwollene Gelenke.

Atemwege:
Chronischer Reizhusten, Asthma, spastische Bronchitis (Husten mit asthmaähnlichem Pfeifen beim Ausatmen), häufige Mandelentzündungen, vergrößerte Rachenmandel (Adenoide).

Herz und Kreislauf:
Niedriger oder hoher Blutdruck, Druck oder Schmerzen in der linken Brustseite, zu langsamer, vor allem aber zu rascher Puls, Herzjagen, Ohnmachtsanfälle.

So zeigt sich eine Nahrungsmittel-Allergie

Symptome bei Nahrungsmittel-Allergie

Blase:
Häufiges Wasserlassen, Reizblase, Einnässen, chronische Harnwegsinfektionen.

Sinnesorgane:
Verstopfte oder wässrig laufende Nase, chronische Nasennebenhöhlen-Entzündung, Niesanfälle, Bindehautentzündung, dunkle Augenringe, Ohrgeräusche, häufige Ohrentzündungen, verschwommenes Sehen.

Allgemeine Befindlichkeitsstörungen:
Chronische Müdigkeit, Abgespanntheit, Lustlosigkeit, Leistungsschwäche, Frieren »von innen heraus«, Schauer über den Rücken, Blässe, Kribbeln in den Händen, gelegentlich Schwellungen im Gesicht, z.B. an den Lidern, an Händen und Fußknöcheln, Schwitzen, auch ohne Anstrengung, Kopfschmerzen, Schwindel, Temperaturerhöhung oder Untertemperatur, starke Gewichtsschwankungen im Laufe des Lebens.

Seelische Störungen als Ausdruck einer Nahrungsmittel-Allergie:
- Depression, Antriebslosigkeit
- Unruhe, Nervosität, Gereiztheit
- Überaktivität bei Kindern (der berühmte »Zappelphilipp«)
- Sprachstörungen
- Angst- und Panikzustände
- Essstörungen (z.B. Bulimie)

Sogar die Seele leidet unter unverträglichem Essen.

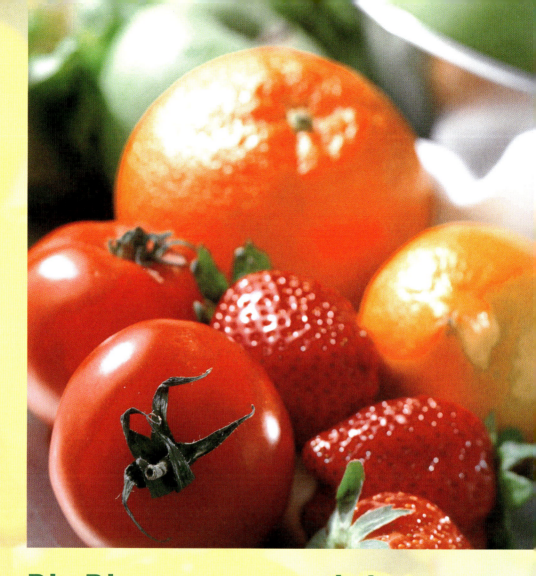

Die Diagnose – so wird Neurodermitis festgestellt

Für Sie selbst ist es meist schwierig, den wahren Übeltäter bei einer Nahrungsmittel-Allergie zu identifizieren. Denn vor allem bei Allergenen, die häufig oder sogar täglich gegessen werden wie Weizen, Milch oder Eier, maskiert sich die Allergie gern und führt unerkannt zu chronischen Krankheitszuständen.

So testen Sie Nahrungsmittel selbst

Am sichersten sind Sie, wenn Sie die Austestung von einem Therapeuten vornehmen lassen! Als Notbehelf haben Sie jedoch eine ganze Reihe von Möglichkeiten, Ihre persönlichen Allergene zu finden. Verschiedene Tests zeigen Ihnen Ihre Überempfindlichkeiten. Am eindeutigsten ist zweifellos der Auslassversuch, bei dem Sie zunächst alle verdächtigen Nahrungsmittel meiden, um ihre Verträglichkeit dann nach und nach zu überprüfen.

So testen Sie Nahrungsmittel selbst

Mit den folgenden Methoden können Sie selbst testen, welche Nahrungsmittel Ihnen gut bekommen und welche nicht. Sie eignen sich gut als Überprüfungsmöglichkeit für zu Hause, jedoch sollten Sie sich fachkundig anleiten lassen.

Auslassversuch und Probeessen

Die Auslösung einer Allergie nach der Aufnahme von Nahrungsmitteln ist individuell völlig verschieden. Am sichersten ist es daher, die Unverträglichkeiten auszutesten und dementsprechend einen ganz persönlichen Speiseplan aufzustellen.

Wie Sie schon wissen, klingen die Hautveränderungen ab und der Juckreiz lässt nach, wenn alle Allergene aus dem Speiseplan herausgestrichen wurden. Genau diesen Effekt machen wir uns beim Testen von Lebensmitteln zunutze. Sie können entweder fünf Tage fasten, das heißt, nur viel Wasser (stilles Quellwasser) trinken, oder Sie nehmen eine gewisse Basisdiät zu sich, die aus fast immer gut verträglichen Nahrungsmitteln besteht wie Lammfleisch, Tapioka, Amaranth, Quinoa (Reformhaus), Sauerrahmbutter, Kartoffeln, Zucchini, Gurken, Brokkoli, Melone, Distelöl, Olivenöl.

5 Tage lang gar nichts zu essen ist der sicherste Weg, dabei müssen Sie jedoch ausreichend Flüssigkeit zu sich nehmen.

Kritische Lebensmittel müssen einzeln getestet werden

Der Kompromiss mit der kleinen Lebensmittelauswahl birgt ein gewisses Risiko, weil - in seltenen Fällen - auch mal das eine oder andere der genannten Lebensmittel Reaktionen auslösen kann.

Die Diagnose – so wird Neurodermitis festgestellt

Wenn der Zustand der Haut deutlich besser ist (keinesfalls früher!), kann ein Nahrungsmittel nach dem anderen zur Probe gegessen werden. So können Sie feststellen, worauf eine Verschlechterung eintritt. Allerdings müssen Sie zwischen den einzelnen Test-Nahrungsmitteln zwei Tage verstreichen lassen, damit sich eine etwaige Spätreaktion zeigen kann.

Die Haut hat sich gebessert, wenn sie nicht mehr rot, sondern eher bläulich verfärbt ist, weniger aufgequollen ist und stark schuppt. Der Juckreiz lässt nach.

Vorsicht beim Probeessen

- Gerade nach einer Auslassphase kann es beim Probeessen zu heftigen Reaktionen, im äußerst seltenen Extremfall auch zu einem allergischen Schock kommen. Nehmen Sie daher von den zu testenden Lebensmitteln anfangs nur kleinste Mengen zu sich und reiben Sie sie vorher probeweise auf die Haut des Unterarms oder um den Mund herum ein!
- Testen Sie besonders kritische Nahrungsmittel wie Milch, Eier und Nüsse nicht vor Ablauf von einem Jahr.
- Fragen Sie Ihren Arzt! Drastische Reaktionen sind glücklicherweise nur bei wenigen hochallergischen Patienten zu befürchten.

Unterzungentest

Diese besonders sichere Methode ist empfehlenswert, weil dabei allzu starke Reaktionen, von denen gerade die Rede war, kaum zu befürchten sind. Die Menge eines möglichen Allergens ist dabei um ein Vielfaches geringer als bei normalem Essen.

So wird der Test gemacht:
- fünf Tage Weglassphase
- zu testende Nahrungsmittel in Wasser zerdrücken
- zwei Tropfen der Lösung unter die Zunge geben
- einige Minuten warten
- bei Unverträglichkeitsreaktionen Mund ausspülen

So testen Sie Nahrungsmittel selbst

Auch hier brauchen Sie zunächst eine Weglassphase von fünf Tagen, wie eben beschrieben (siehe Seite 23). Danach stellen Sie sich eine Lösung aus dem zu testenden Lebensmittel her, indem Sie beispielsweise etwas Brot oder gekochte Kartoffeln in Wasser zerdrücken und auflösen. Von dem wässrigen Überstand ohne feste Bestandteile träufeln Sie mit der Pipette einige Tropfen unter die Zunge und warten einige Minuten.

Falls es sich bei dem verdünnten Lebensmittel um ein Allergen handelt, stellen sich Missempfindungen ein. Spülen Sie dann den Mund aus und warten Sie mit dem Testen des nächsten Nahrungsmittels, bis die Symptome abgeklungen sind. Bleiben die Symptome aus, können Sie eine kleine Portion des zu testenden Nahrungsmittels zur Probe essen.

Pulstest nach Coca

Eine Überempfindlichkeit zeigt sich häufig am Puls. Prüfen Sie in einem von Allergenen unbelasteten Zustand den Puls, z.B. nach dem Aufstehen. Essen Sie dann das zu testende Nahrungsmittel. Zehn Minuten, eine halbe und eine ganze Stunde danach zählen Sie den Puls erneut. Ist er dabei um 15 bis 20 Schläge angestiegen, so war das Nahrungsmittel unverträglich.

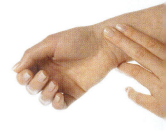

Wenn Sie ein unverträgliches Nahrungsmittel gegessen haben, beschleunigt sich der Puls.

Kinesiologischer Muskeltest

Er beruht auf der Entdeckung, dass eine Schwächung der Muskelkraft erfolgt, sobald etwas Unverträgliches in das Energiefeld des Körpers gerät, das uns als unsichtbare Hülle umgibt. Für diesen Test brauchen Sie zwar keinen Arzt, aber einen Helfer, der über diese Methode Bescheid weiß. So wird's gemacht:

- Die Testperson streckt einen Arm waagerecht seitlich aus.
- Der Helfer legt seine Hand flach knapp oberhalb des Handgelenks auf den Unterarm der Testperson und drückt diesen mit sanftem, aber stetigem Druck für zwei bis drei Sekunden nach unten, während die Testperson dagegen hält. Gewöhnlich gelingt es dem Helfer nicht, den Arm hierbei abwärts zu drücken.

- Danach nimmt die Testperson das zu erprobende Lebensmittel in die freie Hand und hält es sich an die Brust.
- Wieder wird der Arm heruntergedrückt. Falls das getestete Lebensmittel unverträglich ist, werden Untersucher wie Testperson deutlich ein Nachlassen der Kraft spüren, die dem Druck entgegengesetzt wird – so unglaublich das klingt!

Probieren Sie diesen Test mit einem Stück Würfelzucker in der Hand aus. Sie werden überrascht sein, wie pflaumenweich Ihr Arm dadurch wird – Zucker ist für die meisten von uns absolut unverträglich.

Um Fehler zu vermeiden, sollten Sie sich von einem in der Methode erfahrenen Therapeuten einweisen lassen.

Befindet sich etwas Unverträgliches in Ihrem Energiefeld, lässt Ihre Muskelkraft spürbar nach.

Tests, die nur der Arzt durchführen sollte

Leider lassen, wie gesagt, bei der Testung von Nahrungsmitteln die schulmedizinischen Untersuchungsmethoden sehr zu wünschen übrig.

Bei den Haut-Tests wie Prick-Test, Epicutan-Test, Scratch-Test und Reib-Test sind die Ergebnisse unzuverlässig, desgleichen beim RAST-Test (Radio-Allergo-Sorbent-Test), bei dem die Allergene aus einer Blutprobe bestimmt werden. Es gibt jedoch noch andere Möglichkeiten, Allergene und Antikörper zu bestimmen. Für die folgenden Tests benötigen Sie einen mit den Methoden vertrauten Therapeuten oder ein spezielles Labor.

Elektroakupunktur nach Voll

Dem Arzt Dr. Reinhard Voll gebührt das Verdienst, diese Testmethode entwickelt und perfektioniert zu haben. An den Endpunkten der Energiebahnen des Körpers (Meridiane) wird mit Hilfe eines Gerätes gemessen, wie sich der Hautwiderstand in dem Moment verändert, in dem der Körper mit einem unverträglichen Nahrungsmittel in Kontakt gebracht wird. Es genügt hierfür, dass das fragliche Lebensmittel in Form von Ampullen in den Messkreis eingeschaltet wird.

Tests, die nur der Arzt durchführen sollte

Cytotest

Hier handelt es sich um eine Möglichkeit, Allergene aus einer Blutprobe zu diagnostizieren. Der Test beruht darauf, dass die Membran von weißen Blutkörperchen zerstört wird, wenn diese mit Testblättchen in Berührung gebracht werden, die mit den verschiedenen Nahrungsmittel-Allergenen beschichtet wurden.
Es werden etwa 180 verschiedene Nahrungsmittel getestet. Das Ergebnis wird dem Einsender in Form einer Liste zugeschickt, sodass er seinen Speiseplan darauf einstellen kann. Eine hundertprozentige Garantie ist allerdings nicht gegeben. Die Kosten werden von den Krankenkassen nicht getragen.
(Adressen siehe Anhang Seite 108 f.).

IgG4-Test

Gelangen Bausteine allergener Nahrungsmittel, z.B. aus der Milch oder aus Weizen, über die Darmschleimhaut ins Blut, koppeln sie sich an Antikörper an. So gelangen sie in die verschiedenen Körperregionen und rufen dort, aber eben mit einiger Verzögerung, Beschwerden hervor.
Mit dem IgG4-Test werden die Antikörper im Blut gegen die einzelnen Nahrungsmittel, die für eine Spätreaktion verantwortlich sind, bestimmt.
(Adresse siehe Anhang Seite 108 f.).

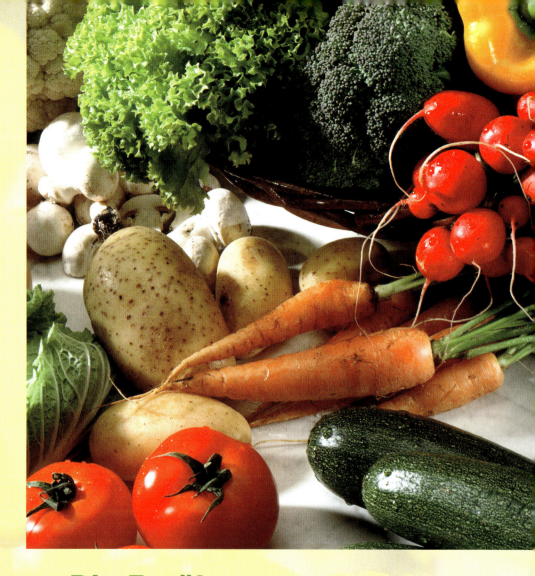

Die Ernährungs- umstellung

Es gibt keine Pauschaldiät, die für alle Neurodermitis-Kranken verbindlich ist. Je nach Ihrem Testergebnis muss für Sie ein ganz persönlicher Speiseplan, eine allergenfreie Diät, aufgestellt werden. Es gibt allerdings zahlreiche Nahrungsmittel, die Sie zunächst grundsätzlich meiden sollten. Dazu gehören Milch, Eier, Nüsse, viele Obst- und Gemüsesorten, Weizen, viele Getränke und Süßigkeiten – auch Kinder müssen sich daran halten.

Wichtige Regel: die Rotation

Egal wie die verträglichen Lebensmittel ausgetestet wurden, Sie sollten diese nur jeden vierten Tag essen! Solange das Immunsystem noch nicht durch eine längere allergenfreie Ernährung in stabilem Zustand ist, besteht die Gefahr, dass auch zunächst verträgliche Lebensmittel durch zu häufiges Essen »umkippen« und unverträglich werden. Am besten teilen Sie sich die genehmigten Lebensmittel in drei Rubriken ein – für Montag, Dienstag und Mittwoch – und wählen Sie daraus aus, worauf Sie Appetit haben. Am Donnerstag essen Sie dann wieder die Lebensmittel wie am Montag usw.

Das Grundübel Kuhmilch

Kuhmilch ist für Allergiker keineswegs das gesündeste Nahrungsmittel, das uns mit wertvollem Eiweiß und Kalzium für die Knochen versorgt und für Kinder im Wachstum unerlässlich ist, wie sicher viele glauben. Zu viele Gefahren lauern, wenn wir uns mit Kuhmilch ernähren – vor allem die Gefahr der Allergisierung (siehe Seite 16). Diese ist allerdings etwas vermindert bei gesäuerten Milchprodukten wie Joghurt oder Buttermilch. Meistens besteht jedoch, vor allem zu Beginn einer Behandlung mit einer allergenfreien Diät, auch gegen gesäuerte Milchprodukte eine Allergie, sodass diese vorübergehend ebenfalls weggelassen werden müssen. Nach einem halben Jahr lohnt sich der Versuch, sie vorsichtig wieder in den Speiseplan einzuführen. Im Allgemeinen sind sie jetzt verträglich. Butter (am besten Sauerrahmbutter) bekommt noch am besten, da sie kaum Milcheiweiß enthält. Sie kann meist von Anfang an zugelassen werden.

Gesäuerte Milchprodukte wie Joghurt und Buttermilch – und vor allem Sauerrahmbutter – werden am ehesten vertragen.

Alternativen zur Kuhmilch

Als Ersatz für die Kuhmilch kann Ziegenmilch oder Schafsmilch versucht werden, die eine andere Eiweiß-Zusammensetzung aufweisen als Kuhmilch. Ziegenmilch können Sie im Sommer in vielen Kaufhäusern kaufen, im Winter können Sie sich mit Ziegenmilchpulver helfen.

Die Ernährungsumstellung

Ersatz für Kuhmilch:
- Ziegenmilch
- Schafsmilch
- Sojamilch
- Kokosmilch

Ziegen- und Schafskäse sind ein guter Ersatz für den Käse aus Kuhmilch, den Sie selbstverständlich auch meiden müssen. Allerdings sollten Sie eindringlich nachfragen, ob hier auch keine Beimengungen aus Kuhmilch untergemogelt sind, wie dies gelegentlich praktiziert wird. Wählen Sie milde Sorten, Schafskäse ist oft sehr salzig.

Vom ärztlichen Standpunkt aus können Kinder jenseits des ersten Lebensjahres ohne Bedenken auf Kuhmilch in ihrem Speiseplan verzichten, insbesondere wenn die genannten Alternativen die Lücke füllen. Notfalls lässt sich ohne weiteres ein verträgliches Kalziumpräparat, das es rezeptfrei in der Apotheke gibt (z.B. Weleda Aufbaukalk), als Ergänzung geben.

Vorsicht ist jedoch besonders anfänglich auch bei Ziegen- und Schafsmilchprodukten geboten. Unverträglichkeiten, selten auch schwere allergische Reaktionen kommen vor! Ersatzweise können Sie auch Sojamilch versuchen, doch ist sie leider, wie schon gesagt, für etwa 70 Prozent der Kuhmilch-Allergiker ebenfalls nicht verträglich. Eine Alternative sind auch Mandel- oder Kokosmilch (Diät bei Säuglingen).

Eier – nicht einmal zu Ostern!

Eier rangieren auf der Unverträglichkeits-Skala praktisch gleichrangig mit der Kuhmilch. Hühnereier sind somit ein starkes Allergen und müssen in der Regel vom Speiseplan gestrichen werden. Manchmal wird Eigelb in gebackener Form besser vertragen; zu Anfang der Behandlung sollten Sie aber auch dieses meiden. Wenn Sie unbedingt eine Alternative haben möchten, probieren Sie Wachteleier, falls Sie diese auftreiben können und sie Ihnen nicht zu teuer sind.

Fleisch ist erlaubt

Von mancher Seite wird eine tierisch eiweißfreie Ernährung bei Allergikern propagiert. Nach meiner langjährigen Erfahrung ist es jedoch nicht nötig, auf Fleisch zu verzichten – im Gegenteil: Da besonders bei Patienten mit einem bereits ausgedehnten Spektrum an Allergenen

Fleisch ist erlaubt

viele Lebensmittel wegfallen, ist Fleisch ein Standbein in der Ernährung, das länger satt macht und Kraft gibt.
Gut verträglich ist Fleisch vom Lamm, von Pute und Huhn, Ente, Gans, Kaninchen und Wild. Bei Geflügel, z.B. Pute oder Huhn, stellt man ebenfalls manchmal, abhängig von der Fütterung (z.B. Fischmehl oder Mais), eine Reaktion fest. Günstig ist es, wo immer möglich, zu wissen, womit das Tier aufgezogen wurde.
Die Rotation ist auch bei Fleisch anzustreben, kann jedoch oft vernachlässigt werden, da die Allergisierungsneigung hierbei äußerst gering ist. Meist ist auch Rindfleisch verträglich, wenngleich dieses am ehesten Reaktionen hervorrufen kann.

Vorsicht bei Schweinefleisch!
Vom Allergenstandpunkt aus ist Schweinefleisch zwar oft verträglich, jedoch enthält es Sutoxine, also körpereigene Giftstoffe der Tiere, die vor allem im Fettgewebe abgelagert sind, das das Fleisch durchzieht. Somit ist Schweinefleisch von Haus aus minderwertig. Patienten mit Akne oder Neigung zu Furunkeln sehen nach dem Genuss meist prompt ein Aufflackern ihrer Hauterscheinungen.

Tipps für die Zubereitung: Fleisch sollten Sie am besten dünsten und nicht scharf braten, da hierbei Röstprodukte entstehen, die unverträglich sein können (ausprobieren!). Verwenden Sie auch möglichst keine Fleischbrühe, da diese manchmal nicht vertragen wird. Wenn Sie Fleisch kochen, erneuern Sie das Wasser nach der Hälfte des Kochvorganges.

Undurchschaubar: Wurstwaren
Für Wurstwaren gilt zunächst der Grundsatz: Ein Neurodermitiker sollte – wenigstens am Anfang der Behandlung – nur das essen, von dem er genau weiß, was es enthält! Eben dies kann von unserer Wurst nicht behauptet werden. Allein die Gewürze sind undurchschaubar. Eventuell kann Roastbeef als Brotauflage versucht werden oder eine

Die Ernährungsumstellung

Scheibe Kalbsbraten oder Putenschnitzel. Geräuchertes ist Neurodermitikern nicht zuträglich.

Meist ist der Schock groß, wenn man Patienten mit Neurodermitis das gewohnte Wurst- oder Käsebrot streicht. Es gibt aber bei einigem Nachdenken genügend Alternativen. Anregungen dafür können Sie in meiner Rezeptsammlung »Diät für Allergiker« finden (siehe Seite 110).

Nicht alle Früchte sind verträglich

Bei Obst muss – wie bei anderen Nahrungsmitteln – immer daran gedacht werden, dass die Früchte, die häufig gegessen werden, auch häufig unverträglich sind. Dies gilt z.B. für Äpfel, Bananen und Birnen. Gekochtes Obst ist für Neurodermitiker besser verträglich als rohes, weil die Allergene durch den Kochvorgang teilweise zerstört werden. Natürlich leiden dabei auch die darin enthaltenen lebensnotwendigen Vitalstoffe wie Vitamine.

Dies ist vor allem bei Konserven der Fall. Als Alternative zu Marmeladen kann man pürierte Himbeeren oder Mango als Brotaufstrich verwenden, die nach Bedarf mit etwas Ahornsirup oder Canderel-Süßstoff gesüßt werden.

An getrocknetem Obst kommen Mango oder Papaya in Frage. Geschwefelte Ware ist streng tabu! Achten Sie auf das Etikett oder fragen Sie nach! Der Nachteil bei getrocknetem Obst liegt im häufigen Befall mit Schimmelpilzen – in jedem Fall gründlich abwaschen. Während einer Kur gegen Darmpilze sollten Sie getrocknetes Obst jedoch nicht essen (siehe Seite 56).

Beachten Sie: Konserven mit Zuckersirup und Fruchtmarmeladen sind für Neurodermitiker absolut tabu.

Die Verträglichkeit von Obst:
- gut verträglich: Melone, Brombeeren, Blaubeeren, Himbeeren, Quitten, Hagebuttenmark, Mango, Papaya, Lychees, Datteln.
- häufig unverträglich: Johannisbeeren, Zwetschgen (auch Backpflaumen), Ananas, Aprikosen.
- unverträglich: Orangen, Zitronen, Grapefruit, Mandarinen, Kiwis.

Nicht alle Früchte sind verträglich

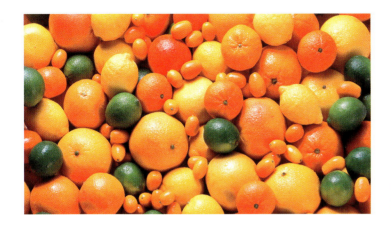

Alle Arten von Südfrüchten sind für Allergiker unverträglich.

Basisgemüse Kartoffel

Glücklicherweise bleiben den meisten Neurodermitikern die Kartoffeln als tragfähige Säule der Ernährung erhalten. Sie können mit dem verträglichen Gemüse und Fleisch gut kombiniert werden, z.B. auch als Eintopf, der in wechselnder Zusammenstellung vorgekocht und eingefroren werden kann, um Ihnen die Arbeit zu erleichtern. Die Rotation sollten Sie auch bei Kartoffeln einhalten. Sie können als Beilage beispielsweise mit Quinoa, Hirse, Buchweizen, Graupen oder – falls verträglich – mit Reis abgewechselt werden.

Viel geliebte Nüsse

Nüsse, wie sie in der Vollwertkost als Eiweißlieferant empfohlen werden, sind eine wahre »Allergiebombe« für den Nahrungsmittel-Allergiker, egal, ob es sich um Wal-, Hasel- oder Erdnüsse handelt. Vor allem bei Erdnüssen ist überdies immer mit starkem Schimmelbefall zu rechnen.
Mandeln sind erfahrungsgemäß wesentlich besser verträglich – müssen in den ersten Wochen oder Monaten jedoch auch vermieden werden. Sie können als Mandelmus in Gläsern im Reformhaus gekauft werden, eine gute Alternative als Brotaufstrich und Milchersatz (siehe

Die Ernährungsumstellung

»Diät bei Säuglingen«, Seite 40 ff.). Kokosnuss löst selten allergische Reaktionen aus und kann – auch als Kokosflocken oder als Kokosmilch – von Anfang an verwendet werden.

Gemüse

Gemüse schützt vor Übersäuerung und liefert dem Körper wichtige Vitamine und Mineralstoffe.

Hier gibt es große Unterschiede in der Verträglichkeit. Erstaunlich ist die Erfahrung, dass gerade Karotten die Liste der unverträglichen Nahrungsmittel anführen. Fatal ist dies deshalb, weil Karotten ja gerade bei Babys das meistgefütterte Gemüse ist. So sehe ich denn auch immer wieder ein Aufflammen der Neurodermitis, wenn mit der Fütterung der Beikost begonnen wird. Ebenfalls unverträglich sind oft Tomaten, Blumenkohl, Mais, Rosenkohl, Weiß- und Rotkohl, Erbsen, Linsen, Rote Bete, Auberginen, Avocado, vor allem aber Zwiebeln und Knoblauch! Oft gut verträglich sind Zucchini, Kartoffeln, Gurken, Spinat, Broccoli, Zuckerschoten, Topinambur, Kohlrabi, Süßkartoffeln und Sprossen aus Bambus oder Alfalfa.

Gemüse ist in Ihrer Ernährung auch deswegen so wichtig, weil es dem Körper die wichtigen Basen zuführt und der Übersäuerung – vor allem durch Fleisch – entgegenwirkt. Außerdem liefert es die wichtigen Vitalstoffe, besonders in rohem Zustand. So können auch Gurke, Zucchini, Kohlrabi oder Sprossen roh zum Butterbrot gegessen werden. Vermeiden Sie, das Gemüse »tot« zu kochen, garen Sie es lieber im Dampf. Es versteht sich von selbst, dass Konserven tabu sind.

Das »tägliche Brot« wird zum Problem

Gerade beim täglichen Brot heißt es für den Nahrungsmittel-Allergiker in der Regel, am Anfang der Behandlung Abstriche zu machen. Fast immer ist zunächst Weizen unverträglich, was – entgegen anderer Ansicht – nach meiner Erfahrung auch auf Dinkel zutrifft. Dies liegt vielleicht daran, dass Dinkel heute oft nicht mehr als Urdinkel angebaut wird, wie zu Zeiten von Hildegard von Bingen, sondern aus Kostengründen mit Weizen gekreuzt ist.

Das »tägliche Brot« wird zum Problem

Durch die heute üblichen Mehrkornmischungen in Flocken- oder Brotform wird einer Allergisierung in besonderer Weise Vorschub geleistet, da der Körper bei täglicher Zuführung in kurzen Abständen mit den potenziellen Allergenen in Berührung kommt und sich zwischendurch nicht davon erholen kann.

Vermieden werden müssen auch Grieß, Couscous und alle weizenmehlhaltigen Speisen, Gebäcke oder Fertiggerichte! Roggen folgt im Reigen der Unverträglichkeiten dem Weizen auf dem Fuß, gerade bei Patienten, die mit gesundheitsbewusster Vorliebe Vollkornbrot essen. Werden häufig Haferflocken oder Müsli mit Haferflocken gegessen, so kann man davon ausgehen, dass auch der Hafer nicht vertragen wird. Alle vier Hauptgetreidearten, also Weizen, Roggen, Hafer und Gerste, sind tabu, wenn eine Unverträglichkeit von Klebereiweiß (Gluten) vorliegt wie bei Sprue oder Zöliakie.

Verträgliche Gebäckgrundlagen

Anfangs weiche ich gern auf bislang noch nicht gegessene Getreidearten aus wie Quinoa oder Amaranth, beide im Reformhaus erhältlich, wenn auch nicht billig.

Auch Tapioka aus der Maniokwurzel wird fast immer vertragen. Versuchen kann man Hirse und Buchweizen, die meist verträglich sind – ebenfalls abhängig davon, wie oft sie gegessen werden.

Empfehlenswert ist es, aus den Mehlen, die vertragen werden, wie Hafer und Gerste, im Backofen Fladen oder mit dem Waffeleisen Waffeln zu backen – jeden Tag aus einem anderen Mehl, damit sich keine Unverträglichkeit herausbildet. Bereiten Sie Waffelteig aus einer verträglichen Mehlsorte und stark sprudelndem Mineralwasser, binden Sie eventuell mit etwas Biobin. Fetten Sie das Waffeleisen gut ein.

Es muss nicht immer Vollkorn sein

Ich empfehle Ihnen, auf Vollkornbrot deshalb anfangs zu verzichten, weil es erfahrungsgemäß bei einem angeschlagenen Verdauungssystem, was bei jedem Nahrungsmittel-Allergiker zu erwarten ist,

Ersatz für Getreidemehl:
- Quinoa
- Amaranth
- Tapioka
- Hirse, Reis, Mais und Buchweizen (je nach Verträglichkeit)

Die Ernährungsumstellung

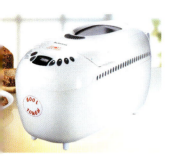

Mit dem Brotbackautomaten können Sie einfach und schnell Ihr eigenes Brot herstellen.

schlecht vertragen wird. Zu Beginn sollte – Roggen und/oder Weizenverträglichkeit vorausgesetzt – kein Vollmehl, sondern Auszugsmehl gewählt werden. In den Randschichten des Getreidekorns sitzen neben den wichtigen Vitalstoffen leider auch gehäuft die Allergene!

So erklärt sich, dass die eigentlich ungesunden weißen Semmeln vom Neurodermitiker besser vertragen werden als Brot aus Vollkorn. Zu bedenken ist auch, dass Brot in der Regel Backtriebmittel enthält, von denen der Bäcker selbst nicht einmal alle Inhaltsstoffe kennt. Eigentlich logisch, dass auch durch sie eine Unverträglichkeit hervorgerufen werden kann – wie im übrigen sehr häufig auch durch Hefe.

Überlegen Sie einmal, ob Sie Brot nicht selbst backen mögen, am besten mit Sauerteig. Dann können Sie das allergenärmere Auszugsmehl verwenden. Es gibt praktische Backautomaten. (Hefe müssen Sie allerdings anfangs vermeiden!) Ihre Familie wird begeistert sein – und Sie essen nichts Undefinierbares mit!

Würzen – aber nicht wie bisher

Bei Gewürzen heißt es, größte Vorsicht walten zu lassen! Die üblicherweise in der Küche verwendeten Gewürze, vor allem, so weit sie ätherische Öle enthalten, sind meist unverträglich. Es genügen davon schon kleinste Mengen, um eine Verschlimmerung der Neurodermitis hervorzurufen.

Dennoch müssen Sie sich nun nicht gleich auf ungewürzte Mahlzeiten mit fadem Geschmack einstellen: Rosmarin und Dill, Salbei und Thymian, Oregano und Basilikum, Liebstöckel und – was mich immer wieder erstaunt – auch Maggiwürze aus der Flasche (!) sind fast immer verträglich.

Meist unverträglich sind Pfeffer, Paprika, Nelken, Zimt, Kümmel, Knoblauch, Zwiebeln, Schnittlauch und Petersilie. Unverträglich sind Brühwürfel und Würzextrakte. Vorsicht ist außerdem geboten bei Wein- und Obstessig.

Was der Neurodermitiker trinken kann

Die beliebtesten und damit am häufigsten getrunkenen Getränke haben bei den meisten Neurodermitikern eine allergene Wirkung. Sicher wird es Ihnen anfangs schwer fallen, auf das Gewohnte zu verzichten. Aber wenn Sie merken, wie sich Ihre Beschwerden bessern, werden Sie sich leichter an besser verträgliche Getränke gewöhnen.

Warme Getränke

Dieses Kapitel muss leider mit der Hiobsbotschaft eingeleitet werden, dass Kaffee und schwarzer Tee in aller Regel unverträglich sind. Das bedeutet gewiss ein Problem für all jene, die glauben, ohne diese künstlichen Aufputscher der Lebensgeister nicht leben zu können – im Übrigen ein sicheres Indiz dafür, dass dagegen eine Allergie und damit eine Unverträglichkeit besteht. Mogeln hilft hier also nicht! Wer auf seine Tasse Kaffee nicht verzichten will, gefährdet damit den Erfolg der Diät, der nur dann gewährleistet ist, wenn eine möglichst lückenlose Allergenfreiheit im täglichen Speiseplan eingehalten wird.

Was kommt als Alternative in Frage? Die beliebten Kräutertee-Mischungen sind auch alles andere als unbedenklich. Hier gilt ebenfalls das schon von den Mehrkornprodukten Gesagte: Der tägliche Kontakt mit immer denselben Substanzen führt leichter die Gefahr der Allergisierung herbei. Leider ist diese bei pflanzlichen Produkten, wie den Kräutertees, in besonderem Maße gegeben.

Unbedenklich ist dagegen meist der Matetee, der wegen seiner leicht belebenden und geistig anregenden Wirkung sehr beliebt ist. Malzkaffee (ohne Milch!) ist ebenfalls ein gut bekömmliches Trostpflaster. Auch Stiefmütterchen-, Holunder-, Lindenblüten-, Brombeerblätter-, Hagebutten- oder Zinnkraut-Tee kann ich Ihnen empfehlen.

Nehmen Sie immer nur eine Teesorte, keine Teemischungen, und nur alle vier Tage wieder dieselbe Sorte. Benutzen Sie möglichst keine Teebeutel und bereiten Sie die Kräutertees grundsätzlich nur ganz schwach.

Ein guter Ersatz für Kaffee und Schwarztee sind Malzkaffee und Matetee.

Die Ernährungsumstellung

Kalte Getränke

Völlig indiskutabel sind alle Limonaden und Cola-Getränke! Erstens enthalten sie jede Menge Zucker, zweitens meist Zusätze von Phosphat und Farbstoffen, die nicht nur für Neurodermitiker tabu sind, sondern auch für alle Nahrungsmittel-Allergiker. So verstärkt sich dadurch die Unruhe überaktiver Kinder.

Erlaubt ist dagegen Mineralwasser, oder, noch besser, ein stilles Quellwasser wie Volvic, Contrex oder Vittel. Sie werden sehen, dass Sie sich nach einer Umgewöhnungszeit durchaus darauf einstellen können; Sie sollten sich immer reichlich damit eindecken. Allenfalls kann ein Schuss Obstsaft dazugegeben werden, natürlich nur von einer verträglichen Frucht. Vorsicht ist bei gekauften Obstsäften auch deshalb geboten, weil sie nicht schimmelfrei verarbeitet werden können. Außerdem werden sie häufig mit Enzymen, also Hilfsmitteln versetzt, die aus Schimmelpilzen hergestellt werden und damit ein häufiges Allergen sind. Die handelsüblichen Obstsäfte sollten Sie also nach Möglichkeit meiden. Stellen Sie Obstsaft besser selbst aus frischem Obst mit dem Entsafter her.

Im Übrigen ist der reichliche Genuss von allen möglichen Obstsäften, »weil man doch Vitamine braucht«, in meinen Augen ein Grundübel unserer heutigen Ernährung. Wir sollen Obst kauen, einspeicheln und damit schon vorverdauen, statt den Saft konzentriert herunterzustürzen. In einem Glas Apfelsaft verschwinden spielend drei oder vier Früchte. So viel würde ein vernünftiger Mensch niemals auf einmal essen. Das beste Getränk ist nach wie vor reines Wasser – und davon mindestens zwei Liter täglich!

Trinken Sie viel reines Wasser, am besten zwei Liter pro Tag.

Zucker und Süßigkeiten – besser vergessen!

Viel ist die Rede davon, wie schädlich Zucker für die Zähne sei, aber die meisten wissen kaum, wie sehr Zucker unsere Gesundheit ganz allgemein beeinträchtigt – und die Neurodermitis geradezu aus dem Zylinder zaubert, falls eine entsprechende Veranlagung vorliegt.

Zucker und Süßigkeiten – besser vergessen!

Seit Anfang des 20. Jahrhunderts ist der Zuckerkonsum um das Zehn- bis Zwanzigfache gestiegen! Die Verbreitung der Karies schon bei kleinen Kindern ist schlimm genug, schlimmer noch ist die verheerende Wirkung des Zuckers auf unser Darmmilieu, von dem unser gesundheitliches Wohl und Wehe abhängt (siehe Seite 51 ff.).

Zucker führt bei Neurodermitikern meist kurze Zeit nach der Aufnahme zu einer Verstärkung des Juckreizes. Hinzu kommt die Verschlimmerung ihres Leidens durch sonstige Inhaltsstoffe der üblichen Süßigkeiten: Kakao, Nüsse, Farbstoffe, Quellmittel – für Neurodermitiker samt und sonders Freikarten für eine Verschlimmerung des Leidens.

Wer Kindern Süßigkeiten in den heute üblichen Quantitäten erlaubt oder sie damit sogar noch füttert, macht sich der Körperverletzung schuldig!

Erlaubte Süße:
- Canderel-Süßstoff
- Ahornsirup
- Agavendicksaft
- Dattelmark
- Ursüße (getrocknetes Zuckerrohr)

Verbotene Süße:
- Zucker jeder Art (Trauben-, Kandis-, Frucht-, brauner Rohrzucker)
- Süßstoffe (außer Canderel)

Auch Süßstoff ist keine gute Alternative

Je konsequenter man seinen schlechten Gewohnheiten abschwört, desto leichter fällt auch der Verzicht auf Süßes. Neurodermitis-Kranken verhelfen dabei ihr Leidensdruck und die prompte Quittung, die sie auf entsprechende Sünden von ihrem Körper präsentiert bekommen, eher zu einer Disziplinierung als Patienten, die »nur« mit ihren überflüssigen Pfunden zu kämpfen haben. Süßstoffe bestehen aus verschiedenen körperfremden Chemikalien und sind deshalb ebenfalls nicht empfehlenswert. Für Allergiker am besten verträglich ist

Die Ernährungsumstellung

wohl Canderel-Süßstoff (in Apotheken und Reformhäusern erhältlich) – und das so wenig wie möglich!

Am schnellsten gewöhnen Sie sich Zucker und Süßigkeiten ab, wenn Sie sich auf eine rohkostreiche, pflanzliche Kost umstellen.

Diät bei Säuglingen und Kleinkindern

Grundsätzlich ist Stillen gerade auch für allergiegefährdete Säuglinge besonders wichtig. Erstens werden durch das Stillen Schutzstoffe übertragen, die gegen die Ausbildung einer Nahrungsmittel-Allergie abschirmen. Zweitens wird dadurch der gefährlichste Faktor aus dem Speiseplan ausgeklammert: die Kuhmilch – der häufigste Auslöser einer Neurodermitis im Säuglingsalter.

> Ein Neurodermitis-kranker oder -gefährdeter Säugling sollte auf jeden Fall ein halbes Jahr gestillt werden.

Die stillende Mutter sollte dabei allerdings selbst auf das Trinken von Kuhmilch verzichten, auch gesäuerte Milchprodukte wie Joghurt, Quark sowie Kuhmilch-Käse zumindest stark einschränken – oder besser auf Ziegen- oder Schafmilchprodukte ausweichen. Denn die Sensibilisierung des Babys kommt bereits über die Muttermilch in Gang. Sie kann sogar schon während der Schwangerschaft ausgelöst werden, weswegen auch während dieser Zeit bereits möglichst auf Kuhmilchprodukte verzichtet werden sollte. Halten wir uns immer wieder vor Augen, dass das Kuhmilcheiweiß das Allergen Nummer Eins ist!

Milch für das Baby

Nach dem Gesagten liegt es auf der Hand, dass – falls Stillen als die beste Möglichkeit nicht durchführbar ist – für ein allergiekrankes oder -gefährdetes Kind kein Kuhmilchpräparat in Frage kommt, ebenso wenig wie Sojamilch.

Notwendig ist es in jedem Fall, eine so genannte hypoallergene Nahrung zu wählen. Als Ausgangsbasis wird hier zwar auch Kuhmilch oder Soja verwendet, jedoch sind die Eiweißmoleküle soweit verändert, dass ihre allergene Potenz verringert wurde. »Hypoallergen« heißt, dass der Allergenanteil mehr oder weniger stark herabgesetzt, jedoch nicht ganz eliminiert ist. Insofern gibt es unter den angebotenen Fertigpräparaten deutliche Unterschiede in der Verträglichkeit, je nachdem wie stark das Casein als der Hauptübeltäter hydrolisiert ist, wie man den Vorgang der Allergenentschärfung nennt.

In meiner Praxis hat sich immer wieder Nutramigen der Firma Mead Johnson am besten bewährt. Dies auch deshalb weil es einen Zusatz von Lactobacillus GG (LGG) enthält, also der freundlichen Darmbakterien, die die Barrierefunktion der Darmschleimhaut stärken und allergische Entzündungsprozesse mildern. Es gibt Nutramigen in zwei Zubereitungen: für die ersten drei Monate als Anfangsnahrung (Nr. 1) und ab dem vierten Monat (Nr. 2), dem Zeitpunkt also, an dem langsam mit Beikost begonnen werden kann. Leider ist Nutramigen teurer als die normalen Fertigmilchprodukte und auch als solche, die noch mehr Allergenpotenz enthalten. Auf ärztliches Attest zahlen manche Kassen die Differenz zu den üblichen Milchpräparaten.

Natürlich können und sollen hypoallergene Marken auch schon vorbeugend eingesetzt werden, damit Babys mit einer Allergie in der Familienanamnese gar nicht erst an einer Neurodermitis erkranken.

Brei fürs Kleinkind

Nach dem ersten Lebenshalbjahr kann man sich – falls verträglich – auch mit Mandelmilch (Milch aus Mandelmus) oder Kokosmilch (aus Kokosflocken) behelfen und ein verträgliches Kohlenhydrat einkochen, wie Tapioka, Quinoa, Amaranth, Reis, Mais, Hirse, später auch verträgliche Hauptgetreidearten; süßen Sie mit Ahornsirup. Der Arzt kann ein Kalziumpräparat dazu verschreiben (z.B. Weleda Aufbaukalk), um eine ausreichende Versorgung mit diesem wichtigen Mineral für den Aufbau der Knochen zu gewährleisten. Der Eiweißbedarf kann durch Fleisch gedeckt werden.

Ist die Diät für Kinder zumutbar?

Ich bin der Meinung, dass man auch Kindern Einschränkungen beim Essen zumuten kann. Voraussetzung ist, dass durch entsprechende ärztliche Überwachung garantiert ist, dass Mangelerscheinungen nicht auftreten. Wer täglich miterlebt, welches Martyrium schon

Beachten Sie: Versuche mit einer Kostumstellung dürfen bei einem Säugling nie ohne ärztliche Führung vorgenommen werden.

Die Ernährungsumstellung

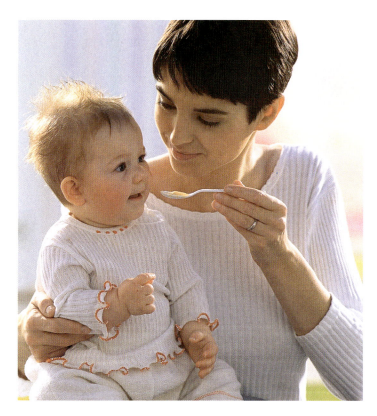

Eine gute Alternative ist ein Brei aus Mandelmilch, in den Sie z.B. Amaranth oder Tapioka einkochen.

kleine Kinder allein durch den peinigenden Juckreiz erleiden, der sie nachts am Schlafen und tagsüber am Spielen hindert, dem erscheint es als vergleichsweise kleineres Übel, ihnen vorübergehend einige gewohnte oder geliebte Nahrungsmittel vorenthalten zu müssen.

Für und wider die Diät

Sie sehen, dass Sie auf manche lieb gewordene Gewohnheit verzichten und auch beim Einkaufen und Kochen umdenken müssen. Jedoch nicht für alle Zeiten! Je konsequenter Sie die Allergenfreiheit Ihres Speiseplans einhalten, desto schneller heilt die Haut ab und desto

Für und wider die Diät

rascher wird auch das eine oder andere Lebensmittel wieder verträglich. Diese erfreuliche Tatsache sollten Sie sich immer vor Augen halten. Es fällt sicher leichter, für einen bestimmten Zeitraum einmal eine »Radikalkur« zu starten mit der Aussicht, sich effektiv von einem quälenden Leiden befreien zu können, als sich monate- oder jahrelang durch das Leben zu schleppen.

Kohlenhydrate, Fett und Eiweiß, Vitamine und Mineralien sind von Anbeginn in der Diät enthalten. Mit ein bisschen Phantasie werden Sie Möglichkeiten finden, wie Sie das morgendliche Marmeladenbrötchen, das Frühstücksei und die Kuhmilch durch ebenso schmackhafte Alternativen ersetzen können.

Ich habe hier nur die Grundzüge des Vorgehens darstellen können. Weitere Einzelheiten finden Sie in meiner Rezeptsammlung »Diät für Allergiker« (Bezugsquelle siehe Seite 110). Dort ist z.B. beschrieben, wie Sie durch schematisches Wechseln der vertragenen Lebensmittel verhindern können, dass diese durch zu häufiges Essen auch unverträglich werden. Vor allem aber finden Sie im Rezeptteil des Buches viele praktische Anleitungen und Anregungen für den täglichen Speisezettel. Ebenso auch Tipps, welchen Ersatz Sie Kindern für Schokolade, Kaugummi, Bonbons und andere Verlockungen anbieten können.

Ideal ist es, wenn sich die ganze Familie auf das einstellt, was dem kranken Kind erlaubt ist.

Die ganz strikte Einhaltung ist nicht immer nötig

In wenig ausgeprägten Fällen ist es nicht notwendig, eine hundertprozentig allergenfreie Ernährung mit aller Konsequenz einzuhalten. Hier genügt es, die »Haupthämmer« auszuschalten, wie Kuhmilch, Eier, Nüsse, Zitrusfrüchte, Zucker und Süßigkeiten und allenfalls noch verdächtige, das heißt häufig gegessene Getreidearten, vor allem Weizen! Gleichzeitig sollte die Kost auf eine pflanzliche Vollwerternährung mit viel Gemüse und Rohkost, verträglichen Getreideprodukten wie Müsli, Sprossen und Keime umgestellt werden.

Fazit: Die Diät ist nicht alles, aber ohne Diät ist alles nichts! Die Diät bringt den schnellsten Erfolg, jedoch muss dieser untermauert werden durch andere umstimmende und stabilisierende Maßnahmen aus dem Bereich der biologischen Medizin.

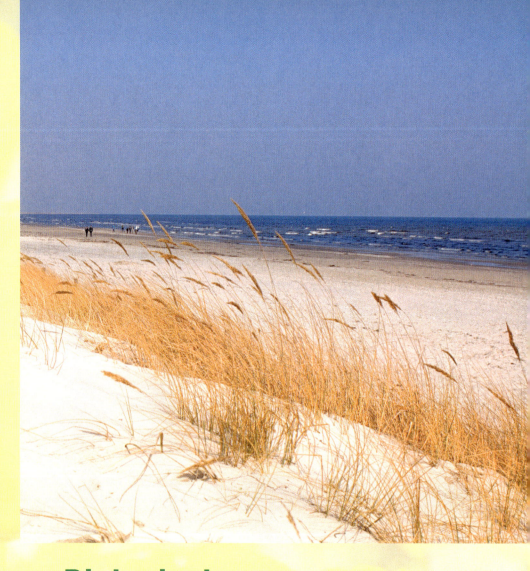

Biologische Heilverfahren

Im folgenden Kapitel werden Sie erfahren, welche spezifischen Methoden bei der Neurodermitis helfen. Ich habe sie nach meinem Umstieg von der Schulmedizin alle studiert, die meisten erlernt und war erstaunt, was man damit erreichen kann!

Gesunde Lebensführung als Basis

Je länger ich jedoch überwiegend Neurodermitis-Kranke in meiner Praxis behandle – es sind inzwischen Tausende –, um so mehr erkenne ich, wie recht die Pioniere der Naturheilkunde, wie Kneipp und Waerland, doch mit ihrem Postulat hatten: Die Basis ist eine gesunde Lebensführung, eben die Ordnungstherapie, wie Kneipp sie nannte. Darunter ist zu verstehen: eine gesunde, natürliche Ernährung, reines Wasser, Bewegung, frische Luft und ein geregelter Tagesablauf mit einer ausgeglichenen Balance zwischen Arbeit und Erholung; Stress auf das unvermeidliche Maß reduzieren, gesunder Schlaf und erholsamer Urlaub. Ohne diese Grundlage können auch Homöopathie und Akupunktur nicht richtig greifen! Vieles wissen Sie schon selbst, deshalb möchte ich mich darauf beschränken, was mir besonders wichtig erscheint.

Stärkung der Regulationssysteme

Im Gegensatz zur konventionellen Medizin, die überwiegend die Symptome einer Krankheit behandelt, geht die biologische Medizin einen anderen Weg. Sie bemüht sich, den »inneren Arzt« zu unterstützen, den wir alle von der Natur aus mitbekommen haben. Sie stärkt das Immunsystem, harmonisiert den Energiefluss, von dem alle Lebensvorgänge gesteuert werden und vor allem gibt sie sanfte Heilanstöße. Unser Körper verfügt nämlich über eine ganze Reihe verschiedener Regulationssysteme, die uns gesund erhalten. Sind sie gestört, so entsteht eine Krankheit.

Die biologische Medizin unterstützt die Selbstheilungskräfte des Körpers durch sanfte Heilanstöße.

Kampf der Übersäuerung

Sicher haben Sie schon davon gehört, dass durch unsere heutige Zivilisationskost bei vielen Menschen das Säure-Basen-Gleichgewicht im Körper gestört ist. Lassen Sie mich Ihnen kurz erklären, was es damit auf sich hat und weswegen hier – nicht nur nach meiner Meinung – die Wurzel vieler Befindlichkeitsstörungen und Krankheiten liegt.

Biologische Heilverfahren

Alle Funktionen unseres Körpers hängen nämlich von einem ungestörten Stoffwechsel ab, der aber auf ein gesundes Milieu angewiesen ist. Entscheidend ist hierfür der so genannte pH-Wert, der im Blut exakt auf 7,35 bis 7,45 konstant gehalten wird, im Magen aber im sauren Bereich zwischen 1,6 und 3,2, im Saft der Bauchspeicheldrüse und des Dünndarms zwischen 7,5 und 8,8, also im alkalischen Bereich liegt. Die Kunst des Körpers besteht nun darin, an jeder Stelle exakt das pH-Milieu herzustellen, in dem die jeweiligen Funktionen des Stoffwechsels, insbesondere auch unserer Verdauung, optimal ablaufen können, und die Balance zwischen Säuren und Basen zu halten.

Säuren konsumieren wir im Überfluss

An Säuren mangelt es uns nicht. Sie sind in unserer heutigen Nahrung im Übermaß vorhanden, essen wir doch alle überwiegend eine Kost, die zwar nicht immer unbedingt sauer schmecken muss, aber bei ihrem Abbau im Stoffwechsel Säure bildet. Dazu gehören Fleisch und Wurstwaren, Joghurt, Eier, Kaffee, Tee, Cola und Limonadengetränke, Wein, vor allem Zucker und Süßigkeiten, aber auch Getreide wie Brot, Flocken und Müsli.

Da es sich dabei teils um Grundnahrungsmittel handelt, können wir auf vieles nicht so einfach verzichten, denn wir brauchen ja Eiweiß und Kohlenhydrate. Wichtig ist aber, hier das Gegengewicht zu schaffen, indem wir den Körper mit Basen versorgen, die die schädlichen Säuren abpuffern. Diese bestehen im Wesentlichen aus Mineralien und Spurenelementen wie Kalzium, Magnesium, Kalium, Natrium, Kupfer, Eisen, Mangan usw. Und hier hapert es nun bei den meisten gewaltig – ein Großteil der Menschen in unserem Lande lebt mit einem gefährlichen Basendefizit!

Unsere Lebensmittel wurden nährstoffärmer

Enthalten sind Basen in Kartoffeln, Gemüse, Rohkost, Mandeln und Obst. Davon essen wir im Allgemeinen zu wenig. Dazu kommt, dass die Böden durch intensive Bewirtschaftung und sauren Regen zu wenig Mineralien enthalten und die Pflanzen diese demnach auch

---

Werden saure und säurebildende Nahrungsmittel im Übermaß konsumiert, belasten sie auf Dauer den Stoffwechsel – es kommt zu einer chronischen Übersäuerung des Körpers.

nicht mehr in so hohem Maß wie früher aufnehmen können. Wussten Sie, wie drastisch sich der Gehalt von Vitaminen, Spurenelementen und Mineralien in den letzten Jahren reduziert hat? Unreif gepflücktes Obst enthält außerdem weniger Vitalstoffe, lange Transporte und Lagerzeiten senken nochmals deren Gehalt.

Erschwerend kommt noch dazu, dass nicht nur der säurebildende Anteil unserer Nahrung in weitem Übergewicht ist, sondern, dass wir auch noch unsere eigene Säuredestille in uns selbst tragen, und zwar im Darm. Sind nämlich zu wenig Basen vorhanden, um die Verdauungssäfte im Dünndarm auf den basischen Gehalt von ca. 8 pH anzuheben, fangen Obst, Rohkost, Gemüse und Getreide hier gewaltig an zu gären. Dies verursacht nicht nur üble Blähungen und Durchfälle, macht die Darmwand porös und damit auch durchlässiger für Nahrungsmittel-Allergene, sondern die Säuren gelangen auch über das Blut in das Bindegewebe.

Die Rolle des Bindegewebes

Noch in meiner Studienzeit hat man dieses Bindegewebe nur als Füllsel angesehen, mit dem die Zwischenräume zwischen den Organen ausgefüllt sind.

Es ist das Verdienst des Wiener Professors Alfred Pischinger, die Wichtigkeit dieses Bindegewebes in seiner grundlegenden Bedeutung für unsere Gesundheit erkannt zu haben. In einem lockeren Netz von speziellen Zellen, den Fibrocyten, ist hier das »Urmeer« angelegt, aus dem das Leben und wir selbst einmal entstanden sind. Eine Nährlösung also, die die Organzellen umspült und sie mit den Substanzen versorgt, die sie für ihre Funktion dringend gebrauchen. Stimmt das Milieu in dieser Nährlösung nicht, so ist verständlich, dass die Organzellen erkranken. Mehr noch: In dem Extrazellulärraum enden auch vegetative Nerven, die den ganzen Körper durchziehen und die unbewussten Funktionen steuern. Auch die Enzyme, die als Zündfunken für die sage und schreibe 30 000 verschiedenen Stoffwechselvorgänge nötig sind, die pro Sekunde (!) in unserem Organismus ablaufen, können ihren Dienst nicht mehr ausüben. Sogar das Hormonsystem ist gestört.

Kartoffeln enthalten 70 %, Äpfel 80 % und Bananen sogar 84 % weniger Mineralien und Vitamine als noch vor 20 Jahren.

Bei einem Säureüberschuss im Dünndarm können die Säuren über das Blut ins Bindegewebe gelangen.

Nicht nur, dass die Zelle mit zu wenig Vitalstoffen versorgt ist, sie wird auch die Schlacken nicht los, die in ihrem Stoffwechsel als schädliche Substanzen anfallen und die sie dringend entsorgen muss, soll keine Selbstvergiftung mit diesen Toxinen eintreten. Mit einem Wort: Stimmt das Milieu, also das Säure-Basen-Gleichgewicht in unserem Körper nicht, ist überall Sand im Getriebe, und es resultieren die verschiedensten Symptome (siehe Kasten).

Folgen eines gestörten Säure-Basen-Gleichgewichts
- Energiemangel, ständige Müdigkeit, Antriebsschwäche
- Niedrige Körpertemperatur, ständiges Frieren, niedriger Blutdruck, depressive Verstimmung
- Überproduktion von Magensäure
- Häufige Erkältungen
- Mangelhafte Hormonproduktion
- Muskel- und Gelenkbeschwerden, als Spätfolge Osteoporose
- Karies
- Hautausschläge, Ekzeme, Pilzerkrankungen

Wie bekämpfen Sie Übersäuerung?

An erster Stelle steht für mich, die eigene Säureproduktion zu beseitigen, also das Darmmilieu zu sanieren. Davon ist im nächsten Kapitel die Rede. Denken Sie aber auch daran, dass Sauerstoffmangel, Stress, Überforderung, Ärger und Sorgen den Körper »sauer« machen!

Stellen Sie Ihre Ernährung um: Fleisch nur in Maßen und als Ausgleich immer mit Rohkost oder reichlich Gemüse. Vermeiden Sie saures Obst. Es wird zwar im Körper in Basen umgewandelt, aber nur von völlig gesunden Menschen mit einem intakten Stoffwechsel. Und wer hat den heute noch?

Vor allem müssen die Säurehämmer vermieden werden, also Süßes, Kaffee und Limonadengetränke. Cola ist beispielsweise durch seinen Gehalt an Schwefel und Phosphor so sauer, dass darin ein eingelegtes Stück Fleisch angeätzt wird. Wir merken es nur nicht, da die Industrie

Kampf der Übersäuerung

mit einer Unmenge Zucker abhilft, sage und schreibe 30 Stück Zucker sind in einem Liter enthalten! Unsere Kinder legen damit schon den Grundstein für alle möglichen späteren Beschwerden und Krankheiten!

Basen zusätzlich zuführen

Es empfiehlt sich, erst einmal den Ist-Zustand zu prüfen, indem Sie ein paar Tage morgens, mittags und abends Ihren pH-Wert im Urin protokollieren. Besonders morgens werden Sie einen sauren Wert erhalten, da der Körper die Säuren über Nacht aus dem Körper entfernt. Wenigstens zweimal am Tag sollten Sie einen basischen Wert über 7 messen, um noch einigermaßen im grünen Bereich zu liegen.

Sind Sie übersäuert, führen Sie Ihrem Körper Basen in Form von Pulver oder Tabletten zu, und zwar am besten in einer ausgewogenen Mischung, wie sie beispielsweise in Basenpräparaten wie Rebasit, Alkala N, Flügges Basenpulver oder Königsteiner Mineralstofftabletten enthalten sind.

Je nach Lage genügen ein halber bis ein Teelöffel Basenpulver, am besten eine Stunde nach der Mahlzeit eingenommen, um die für die Eiweißverdauung im Magen nicht notwendige Magensäure abzupuffern. Und haben Sie Geduld – oft dauert es Monate, bis sich die Basendepots Ihres Körpers wieder aufgefüllt haben.

Kontrollieren Sie mehrere Tage lang Ihren pH-Wert, um den Istzustand zu bestimmen.

Das gesunde Zellmilieu

Zum Schluss sei Ihnen das erstaunliche Experiment des Nobelpreisträgers Alexis Carrell nicht vorenthalten, um Ihnen zu erklären, warum mir das gesunde Zellmilieu so wichtig ist: Er legte Zellen von Mäusen in eine Nährflüssigkeit ein, die regelmäßig gewechselt wurde. Noch nach zehn Jahren waren diese taufrisch, während Mäuse sonst nur zwei Jahre leben. Und ein Hühnerherz schlug in ebensolcher Nährflüssigkeit tatsächlich 27 Jahre – bis der Laborgehilfe vergaß, diese zu erneuern – da blieb es stehen …

Biologische Heilverfahren

Natürliche Vitalspender helfen oft erstaunlich

Die Zufuhr von Mineralien und Spurenelementen, also den notwendigen Basen, ebenso wie Vitaminen, die für unsere zahlreichen Lebensvorgänge ebenso wichtig sind, ist das Gebiet der so genannten orthomolekularen Medizin. Es gibt eine Unzahl verschiedener Präparate, in denen diese Substanzen in verschiedensten Mischungen und Dosierungen angeboten werden. Für Neurodermitiker eignen sich meist so genannte hypoallergene Präparate, die in der Regel aus den USA importiert werden.

Darüber hinaus sind mir jedoch Produkte sympathisch, die aus der Natur selbst stammen. Sie enthalten die ganze Vielfalt der Pflanzen und sind damit auch für unseren Körper besser verfügbar. Bewährt haben sich gerade zur Verbesserung der Gesundheit die nachstehend genannten Produkte.

Sinnvolle Nahrungsergänzungsmittel

- NONI-Saft aus der Frucht der *Morinda citrifolica* mit ihren wertvollen Inhaltsstoffen unter anderem Proxeronin, das sich offensichtlich als wichtiger Betriebsstoff für die Zellen erweist.
- Cellagon aurum ist eine Bombe an konzentrierten Vitalstoffen aus einem biologischen Konzentrat von zahlreichen Obst- und Gemüsesorten.
- Jus Plus, dasselbe, jedoch nicht in Flaschen, sondern nach Wasserentzug in Kapseln erhältlich.
- *Aloe vera* als Saft aus den Blättern der Pflanze gewonnen mit vielen lebensspendenden Stoffen. Immer wieder erweist sich deren Heilkraft von ungewöhnlicher Vielfalt und Wirksamkeit. (Bezugsquellen siehe Anhang Seite 108f.)

Nonisaft enthält wertvolle Mineralien und Vitamine.

Wasser ist unser Lebenselixier

Unser Körper besteht zu 75 Prozent aus Wasser, das Gehirn sogar zu 85 Prozent! Kein Wunder, dass es die wichtigste Substanz in unserem Organismus ist und alle Lebensabläufe davon abhängen, dass unser Gewebe von möglichst reinem Wasser durchströmt wird.

Nicht nur, dass es für zahlreiche chemische Reaktionen und für den Abtransport von Schlacken gebraucht wird, es ist auch wie ein »Tonträger« ein Medium, auf das sich die verschiedensten biophysikalischen Informationen aufprägen, über die das Kommunikationsgeschehen in unserem Körper abläuft.

Mancherlei Gesundheitsprobleme sind damit in Zusammenhang zu bringen, dass wir zu wenig und Falsches trinken! Gerade bei Frauen und bei alten Menschen ist fehlendes Durstgefühl ein weit verbreitetes Übel und führt zu einer schleichenden Austrocknung, die auch den Histaminspiegel, also das für Allergien verantwortliche Gewebshormon, steigern soll. Wenn erst der große Durst auftritt, ist der Flüssigkeitshaushalt bereits stark abgesunken und der Austrocknungsprozess in vollem Gange!

Das können Sie tun

- Trinken Sie mindestens zwei Liter reines Wasser am Tag. Am besten Sie stellen sich die Menge morgens bereit und kontrollieren abends, ob alles ausgetrunken ist.
- Tee, Kaffee, Bier, Säfte und Wein ersetzen kein reines Wasser, sondern trocknen den Körper aus, da sie die Ausscheidung anregen.
- Sorgen Sie für eine gute Wasserqualität durch auf dem Markt befindliche Geräte, die nicht nur die Schadstoffbelastung reduzieren, sondern auch die Lebendigkeit des toten Leitungswassers steigern.
- Gewöhnen Sie schon Ihren Kindern das Wassertrinken an!

Die Wurzel aller Übel steckt im Darm

Überspringen Sie dieses Kapitel nicht, weil Sie meinen, es müsse Sie nicht interessieren! Viele meiner Patienten versichern mir zunächst strahlend, mit ihrer Verdauung sei alles in Ordnung. Geht man dann aber ein bisschen in die Einzelheiten, stellt sich die Wirklichkeit anders dar.

Biologische Heilverfahren

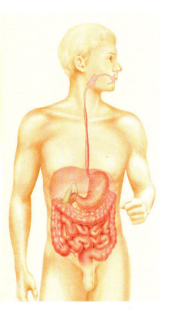

Im Verdauungstrakt ist ein wesentlicher Teil des Immunsystems verankert. Störungen in diesem Bereich machen sich im ganzen Organismus bemerkbar.

Fast jeder von uns hat ein angeschlagenes Verdauungssystem. Patienten mit Neurodermitis bilden da keine Ausnahme, besteht zwischen Haut und Darm doch ein besonders enger Zusammenhang. Blähungen, Verstopfung, breiige Stühle sind ein Zeichen dafür, dass im Darm etwas nicht stimmt. Verdauungsstörungen haben weitreichende Auswirkungen auf unseren gesamten Gesundheitszustand und auch auf die Neurodermitis!

Unser Verdauungsorgan ist mit fast sieben Meter Länge eines der größten Organe. In ihm ist ein wesentlicher Teil des Immunsystems verankert. Störungen in diesem Bereich machen sich im ganzen Organismus bemerkbar. Oft bleibt die Ursache dafür aber lange unerkannt.

Kauen Sie richtig!

»Gut gekaut, ist halb verdaut!« – dieses Sprichwort hat jeder von seinen wohl meinenden Eltern mitbekommen. Aber nur wenige beherzigen es. Dabei sollte man eigentlich jeden Bissen 30-mal kauen, bis er gut zerkleinert und eingespeichelt ist. Letzteres nicht nur, damit er uns nicht im Hals stecken bleibt, sondern weil durch das Ptyalin in der Speichelflüssigkeit bereits eine Vorverdauung erfolgt. Außerdem erhält die Bauchspeicheldrüse durch den Speichelfluss schon ein Signal zur Absonderung des Verdauungssaftes. Funktioniert dieser Mechanismus nur mangelhaft, bleibt die Verdauung unvollständig, der Speisebrei gärt im Darm.

Oft fehlt die Magensäure

Im Magen findet der nächste Schritt zur Aufschließung unserer Nahrung statt. Das Eiweiß wird durch das Ferment Pepsin aufgespalten, damit es durch die Darmwand aufgenommen werden kann. Voraussetzung dafür ist das Vorhandensein von genügend Magensäure. Hier hapert es bei vielen, nicht zuletzt wegen eines schleichenden Zinkmangels, der unerkannt ziemlich verbreitet ist. Wenn Sie häufig unter Verstopfung oder Blähungen leiden, sollten sie von Ihrem Arzt testen lassen, ob Sie über genügend Magensäure verfügen.

Die Wurzel aller Übel steckt im Darm

Wenn im Darm Fäulnis entsteht

Auf dem weiteren Verdauungsweg durch den Darm wird der Speisebrei von den Verdauungssäften aus den Drüsen der Darmschleimhaut, der Bauchspeicheldrüse (Pankreas) und der Gallenblase in seine kleinsten Bestandteile zerlegt. Die Nährstoffe werden dann von den fingerförmigen Erhebungen der Dünndarmwand, den Zotten, aufgenommen und gelangen ins Blut. Wenn dieses äußerst differenzierte und komplizierte Zusammenspiel gestört wird, kommt es zu Gärung oder Fäulnis und damit zur Gasentwicklung – der Darm wird zu einer einzigen giftigen Jauchegrube! Die Darmwand zeigt einen chronischen Reiz- oder Entzündungszustand. Es werden zu wenig Mineralien, Spurenelemente sowie Vitamine aus der Nahrung aufgenommen. Und nicht zuletzt werden von der geschädigten Darmwand vermehrt Nahrungsmittel-Allergene durchgelassen. Dies sind größere, mangelhaft aufgeschlossene Nahrungsbestandteile, die normalerweise nicht ins Blut gehören. Das Immunsystem macht dagegen mobil und greift sie als Feinde an. Die Folge sind allergische Krankheitssymptome.

Nahrungsmittel-Allergene sind größere, mangelhaft aufgeschlossene Nahrungsbestandteile, die normalerweise nicht ins Blut gelangen.

Gestörte Darmflora – gestörte Gesundheit

Den unteren Teil unseres Darms besiedeln normalerweise Lactobazillen und Bifidumbakterien in Milliardenzahl, die Darmflora. Sie haben für unseren Körper viele wichtige Funktionen auszuführen. Sie verdauen Zellulose, also die Pflanzenfasern aus Obst, Salat, Gemüse und Getreide. Außerdem produzieren sie lebenswichtige Vitamine und trainieren unser Immunsystem, das zu siebzig Prozent in der Darmwand angelegt ist! In einem gestörten Milieu kann jedoch eine normale Darmflora nicht mehr gedeihen. Ist sie aber geschwächt, zahlenmäßig reduziert oder gar von anderen unerwünschten Bakterien verdrängt, wird damit automatisch die Abwehrleistung unseres Immunsystems beeinträchtigt – was gerade bei Neurodermitikern häufig der Fall ist!
Schädlich für die Darmbakterien sind: Süßigkeiten und Zucker, alkoholische Getränke, Kaffee und Tee, Weißmehl.

Biologische Heilverfahren

Der Aufbau einer gesunden Darmflora erfolgt mit verschiedenen mikrobiologischen Präparaten, die vom Arzt verschrieben werden.

Symbioselenkung – Heilung in kleinen Schritten

Vor allem die Notwendigkeit, die natürliche Darmflora therapeutisch wieder aufzubauen, ist neben einer entsprechenden Diät, die keine Nahrungsmitte-Allergene enthält, der wichtigste Faktor in der Neurodermitis-Behandlung!

Leider ist die Darmflora nicht von heute auf morgen wieder aufzubauen. Die Präparate, die der biologischen Medizin zur Verfügung stehen, müssen vom Arzt verschrieben und über Wochen und Monate eingenommen werden. Jeder Therapeut, der diese mikrobiologische Therapie einsetzt, hat hier sein eigenes Erfolgsschema. Ich nenne nur zur Orientierung einige wichtige Präparate: Hylak und Hylak forte, Proysymbioflor, Symbioflor I und II, Mutaflor, Paidoflor, Omniflora und Colibiogen. Alle diese Mittel enthalten Darmsymbionten oder Bestandteile davon und sollen die normale Darmflora wieder eingewöhnen. Allergiker können auch auf die mikrobiologischen Präparate Reaktionen zeigen. Bei der Neurodermitis äußern sie sich natürlich durch die Verstärkung der Hautsymptome. Falls eine solche Reaktion während der Einnahme eines Präparates eintritt, sollten Sie also außer an unverträgliche Nahrungsmittel auch immer daran denken!

Was den Darm noch schädigt

Ist das Darmmilieu zu sauer, beispielsweise durch krankhafte Gärungszustände, so kommt es allein dadurch zu Verdauungsstörungen, wie im vorigen Kapitel bereits dargestellt wurde.

Außerdem essen wir alle zu viel und das Falsche! Mäßigung in der Quantität ist denn auch oberstes Gebot: Nur dreimal am Tag eine Mahlzeit, um dem Körper Gelegenheit zu geben, die vorige Mahlzeit auch wirklich vollständig zu verdauen, bevor er die nächste Ladung aufgebrummt bekommt! Hinzu kommen die Belastungen durch die Pestizidrückstände, die wir täglich mitschlucken – dazu Hormone, Antibiotika, Beruhigungsmittel, wie sie als »Erbschaft« im Fleisch vorkommen können.

Schieben Sie sich nicht unentwegt etwas zwischendurch in den Mund.

Sie tun sich also etwas Gutes, wenn Sie Lebensmittel aus biologischem Anbau wählen, auch wenn diese etwas teurer sind!

Die Wurzel aller Übel steckt im Darm

Alarm! Pilze im Darm!

Alle therapeutischen Bemühungen werden fehlschlagen, berücksichtigt man nicht einen Umstand, der die Neurodermitis in vielen Fällen unterhält und verstärkt: die Besiedlung des Darms mit Hefepilzen. Diese gefährlichen Parasiten machen sich heutzutage in beängstigend zunehmenden Maße in unserem Darm breit – und dies nicht nur bei Allergikern! Stimmen die normalen Verhältnisse nicht mehr, also das Säure-Basen-Gleichgewicht, die Darmflora, die Verdauungssäfte, so ist der Boden bereitet für Organismen, die in einen gesunden Darm nicht hinein gehören. Pathogene, also krankheitserregende Bakterien, vor allem aber Pilze können sich jetzt ansiedeln und vermehren. Ist eine Neurodermitis durch Diät, den Aufbau der gesunden Darmflora und andere Methoden aus der Biologischen Medizin nicht in den Griff zu bekommen, so darf davon ausgegangen werden, dass hier die Pilze mitspielen und als Therapieblockade wirken.

> Der sicherste Weg, Pilzen den (Nähr-)Boden zu entziehen, ist eine Darmsanierung durch Wiederanzüchten der natürlichen Darmbakterien.

So schädigen die Pilze

Hefepilze (*Candida albicans*) können durchaus auch normalerweise im Darm vorkommen, allerdings in geringer Verbreitung. Fangen sie jedoch an, krankhaft zu wuchern, so bilden sich Pilzgeflechte, deren Fäden in die Darmwand eindringen. Chronische Reizzustände der Schleimhaut sind die Folge, wodurch wiederum der Ausbildung einer Nahrungsmittel-Allergie Vorschub geleistet wird.

Damit nicht genug: Die Pilze fressen ihrem Wirt Mineralien und Vitamine weg und schwächen somit seine Gesundheit. Auch geben sie Giftstoffe ab, die durch die Darmwand in den Körper gelangen. Diese müssen durch die Leber entgiftet werden und belasten damit zusätzlich dieses wichtige Organ, das seine Aufgabe – infolge der Flut von Schadstoffen aus Nahrung und Umwelt – sowieso kaum bewältigen kann. Die Pilztoxine wirken sich auch auf das Gehirn aus und führen zu Reizbarkeit, Depressionen, Gedächtnisstörungen, Konzentrationsschwäche, Benommenheit, Schwindel, Kopfschmerzen und Migräne. Oft merken die Betroffenen auch, dass sie Alkohol schlechter vertragen als früher. Denn unter anderem produziert die Pilzkolonie im

Biologische Heilverfahren

Darm regelrechten Fuselalkohol, der den Patienten, ohne dass er Alkohol getrunken hat, in einen gewissen Rauschzustand versetzt. Kommt nun ein Glas Wein oder Bier hinzu, stellt sich schneller ein Schwips ein als sonst.

Pilzbehandlung durch Medikamente

Bei der Behandlung der Neurodermitis muss daher eine gründliche Befreiung des Darms von Pilzschmarotzern erfolgen, wofür Sie die Hilfe eines erfahrenen Therapeuten benötigen.

Ich verordne gewöhnlich zur rascheren Beseitigung der gefährlichen Mitbewohner eine Kur mit einem Mittel, das den Pilzen im Eiltempo den Garaus macht. Auf dem Markt gibt es verschiedene Präparate, von denen die meisten Nystatin oder eine ähnliche Substanz enthalten. Die Wand der Pilze wird dadurch angedaut, was sie zum Absterben verurteilt. Die Dauer der Behandlung mit den oben genannten Antimykotika (Pilzbekämpfungsmittel) bestimmt der Arzt. Sie darf nie zu kurz angesetzt werden. Behandeln Sie auch den Mund und den Genitalbereich mit einem Gel oder einer Suspension. Im Übrigen: Nystatin schädigt die normalen Darmbakterien nicht und wird auch nicht über die Darmwand aufgenommen!

Tipp: Behandeln Sie auch den Mund und den Genitalbereich mit einem Pilzbekämpfungsmittel.

Mögliche Folgen der Pilzbehandlung

In der Auflösungsphase geben die Pilze nochmals eine geballte Giftladung frei. Das kann für ein bis zwei Wochen dazu führen, dass Ekzem und Juckreiz sich verstärken, Kopfschmerzen, Schwindel, Verdauungsstörungen, Depressionen oder ein grippeähnliches Gefühl auftreten. Da die Präparate, wie gesagt, nur im Darm wirksam sind und nicht in den Körper aufgenommen werden, sind allgemeine Nebenwirkungen nicht zu befürchten. Medikamente, die systemisch wirken, also ihre Wirkung über die Blutbahn im ganzen Körpersystem entfalten, müssen dann eingesetzt werden, wenn sich die Pilze außer im Darm im Organismus ausgebreitet haben. Ob das eintritt, hängt von der Funktionstüchtigkeit des Immunsystems ab. Bei Allergikern hat man es zum Glück meist mit der Beschränkung auf den Magen-Darm-Kanal zu tun.

Pilze bei Kleinkindern

Auch bei Kleinkindern sollte schon an die Möglichkeit einer Pilzinfektion gedacht werden. Häufig gelangt der Candida-Pilz von den Geburtswegen der Mutter auf den Säugling. Verdächtig sind weiße, rasenförmige Beläge in den Wangentaschen sowie die Soor-Dermatitis mit Rötung und feiner, randförmiger Schuppung im Windelbreich. Der Pilz ist dann auch im Darm zu vermuten. Dort kann er Verstopfung, Durchfall oder Blähungen hervorrufen.

Was Sie selbst tun müssen

Ihr Beitrag besteht in erster Linie darin, dass Sie die Medikamente zuverlässig (!) einnehmen und die Pilze durch eine kohlenhydratarme Kost aushungern. Verzichten Sie wenigstens während der Pilzkur soweit wie möglich auf Brot, Nudeln, Reis, Zucker, Kuchen, Kekse sowie süßes Obst. Halten Sie sich dafür an Rohkost, Salate oder Fleisch. Denn nach einer süßen Mahlzeit am Abend hat man am nächsten Morgen eine doppelt so üppige Pilzkultur im Bauch! Aber auch hinterher sollten Sie dafür sorgen, dass Sie die Pilze nicht erneut anfüttern, sonst war der Einsatz umsonst.

Dass heute schon so viele Kinder an einer pathologischen Pilzbesiedlung des Darmes leiden, hängt nicht zuletzt mit dem hemmungslosen Konsum von Süßigkeiten in unserer Zeit zusammen. Eine Mahnung, die ich auch an die Adresse der Großeltern richten möchte: Liebe lässt sich auch anders zeigen als durch Bonbons und Schokolade!

Die lästigen Darmpilze können ausgehungert werden, indem Sie auf kohlenhydratreiche Lebensmittel völlig verzichten.

Regena-Therapie

Die Regena-Ganzheitstherapie verdanken wir dem Biologen Carl Günther Stahlkopf, der ihre Wirksamkeit nicht zuletzt dadurch unter Beweis stellte, dass er sich selbst damit in den 1950er Jahren von seinem Bauchspeicheldrüsenkrebs heilte. Wie bei diesem besonders aggressiven Karzinom die Regel, hatten die Ärzte ihn aufgegeben und ihm nur noch eine nach Monaten berechnete Überlebenszeit in Aus-

Biologische Heilverfahren

sicht gestellt. Seither haben zahlreiche Ärzte sich bei ihren Patienten, gerade bei chronischen Erkrankungen, von dem Erfolg einer Therapie mit den so genannten Regenaplexen überzeugen können. So gehört sie auch in meiner Praxis – neben der allergenfreien Ernährung – zum Standard bei der Neurodermitisbehandlung.

Der Körper heilt sich selbst

Mit der Regena-Therapie sind auch bei schweren chronischen Erkrankungen gute Heilerfolge zu erzielen.

Die einleuchtende These von C.G. Stahlkopf lautet: Der Körper unternimmt nichts, was ihm schadet. Er versucht vielmehr, immer wieder gestörte Regulationssysteme ins Gleichgewicht zu bringen, um die Gesundheit wiederherzustellen. Nach dem Motto »Wo gehobelt wird, da fallen Späne«, geht dies jedoch meist nicht ohne lästige Krankheitssymptome einher. Bei der Neurodermitis z.B. durch die Ausleitung über die Haut mit den quälenden Entzündungszeichen. Diese Symptome sind jedoch nicht die eigentliche Krankheit, sondern nur der Ausdruck der Heilbestrebung des Organismus. Sie dürfen nicht unterdrückt werden, damit die Krankheit nicht »einheilt« und somit chronisch wird oder sich in anderer Weise Ausdruck verschafft, z.B. durch Asthma, wenn das Ekzem durch Cortisonsalbe »weggebügelt« wird. Vielmehr bedarf der »innere Arzt«, unser eigentlicher Heiler, natürlicher Arzneien, die die Selbstheilungskräfte unterstützen.

So funktioniert die Therapie

In genialer Weise hat C.G. Stahlkopf mit den Regenaplexen ein solches ganzheitliches Therapiekonzept geschaffen. Die Ausgangsbasis bilden – wie bei der Homöopathie – pflanzliche oder mineralische Substanzen, aus denen nach einem ganz bestimmten Prinzip homöopathische Mischungen, also Komplexpräparate, hergestellt werden. Diese greifen sozusagen nach dem Baukastenprinzip auf verschiedenen Ebenen des Körpers ein und umfassen die Unterstützung der Entgiftungs- und Ausscheidungsorgane Darm, Niere und Lymphsystem ebenso wie die Lösung von eingelagerten Giften und Toxinen, die Förderung der Durchblutung von Geweben und – besonders wichtig – eine Stabilisierung und Erneuerung auf der Zellebene. Die verschie-

Homöopathie

denen Mittel der Regena-Therapie sind in nummerierten Fläschchen zu 15 Milliliter erhältlich. Der Therapeut stellt daraus, je nach den Bedürfnissen des Patienten, dem Stadium und der Art seines jetzigen Leidens, aber auch möglicher noch nicht ausgeheilter und eventuell nur unterdrückter Vorerkrankungen eine Auswahl zusammen. Bei chronischen Krankheiten, wie der Neurodermitis, sind meist mehrere davon nötig. In der Regel werden davon aus jeder Flasche täglich acht Tropfen (bei Kindern weniger) in abgekochtem, abgekühltem Wasser eingenommen, das gut eingespeichelt über den Tag verteilt schluckweise getrunken wird. Durch anfängliche Reduzierung der Mittel und der Tropfenzahl können Erstverschlimmerungen, wie sie bei der klassischen Homöopathie zuweilen vorkommen, meist vermieden werden. Sehr bewährt hat sich auch die Lokalbehandlung mit dem Regena-Fluid G in einer Verdünnung von 1:3 als Umschläge, die den Juckreiz lindern (siehe auch »Die Behandlung der Haut«, Seite 74 ff.).

Ein Umschlag mit Regena-Fluid G in einer Verdünnung von 1:3 lindert den Juckreiz.

Homöopathie

Im letzten Jahrhundert fand der Arzt Samuel Hahnemann heraus, dass sich die Heilkraft von pflanzlichen oder tierischen Substanzen und Mineralien um ein Vielfaches steigern lässt, wenn man sie einem besonderen Herstellungsverfahren unterzieht: Sie werden wiederholt mit einem Alkohol-Wasser-Gemisch verdünnt und zwischen jedem Verdünnungsschritt geschüttelt, oder bei Kügelchen oder Tabletten in Milchzucker verrieben. Die Homöopathie wird von ihren Anhängern zuweilen als der »königliche Weg« der Therapie bezeichnet. Hat man das richtige Mittel herausgefunden, so passt es zum Patienten und seinen Beschwerden wie der Schlüssel zum Schloss, und man erlebt zuweilen wahre Wunder. Allerdings gehorcht die Homöopathie anderen Gesetzen als die Schulmedizin. Die homöopathischen Mittel werden nicht nach Krankheits-Diagnosen verordnet, sondern dem Patienten individuell angepasst. Das bedeutet zunächst eine lange Sitzung, in der der Patient zu allen möglichen Besonderheiten seiner Persönlichkeit, seinen Eigenschaften, Gewohnheiten, Vorlieben, Abneigun-

Die Homöopathie kann nicht nur körperliche Störungen beeinflussen, sondern auch Umstimmungen im seelischen Bereich erwirken.

Biologische Heilverfahren

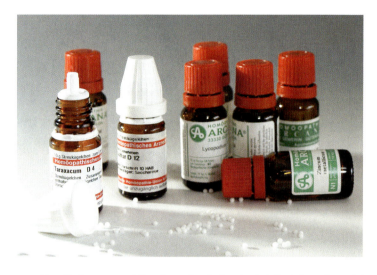

Homöopathische Mittel gibt es in unterschiedlichen Potenzen.

gen, Empfindungen und Beschwerden befragt wird. Erst danach sucht der Therapeut aus seiner Kenntnis der homöopathischen Mittel, von denen es Hunderte gibt, das für den Patienten passende heraus – eine Prozedur, die oft Stunden in Anspruch nimmt, jedenfalls dann, wenn man nicht nur eine harmlose akute Erkrankung, sondern eine chronische wie die Neurodermitis behandeln will.

Auf die Erfahrung kommt es an

Der Erfolg einer homöopathischen Behandlung hängt entscheidend davon ab, wie sachkundig der Therapeut ist, dem Sie sich anvertrauen. Unter Homöopathen heißt es, dass man eigentlich noch einmal wiedergeboren werden müsse, ein Leben reiche nicht für die Homöopathie. Das mag übertrieben sein, fest steht aber, dass Sie als Hilfesuchender am besten bei einem Arzt oder Heilpraktiker aufgehoben sind, der die Homöopathie nicht nur nebenbei betreibt, sondern über eine ausreichende Erfahrung verfügt.

Die Domäne homöopathischer Mittel sind Krankheiten, bei denen im Körper etwas gestört, aber noch nicht zerstört ist, wie es etwa bei Arthrose, Niereninsuffizienz oder Diabetes mellitus der Fall ist. Bei der Neurodermitis dagegen reagieren die Regulationssysteme des Organismus noch gut, ja überschießend! Und dies schafft gleichzeitig ein gewisses Problem.

Wie grundsätzlich immer bei der homöopathischen Behandlung möglich, gibt es bei Neurodermitikern besonders häufig Erstreaktionen, also akute Verschlimmerungen nach Einnahme der Mittel. Vornehmlich gilt dies für Sulfur (Schwefel) in höheren Potenzen. Daher: Beruhigen Sie zunächst die Hautverhältnisse durch eine allergenfreie Diät. Setzen Sie im zweiten Behandlungsabschnitt die homöopathischen Mittel ein. Dann treten die Erstreaktionen meist nicht mehr auf.

Akupunktur

Schon vor einigen tausend Jahren fanden die Chinesen heraus, dass Krankheiten und Schmerzzustände über bestimmte Punkte an der Körperoberfläche günstig beeinflusst werden können. Diese Akupunkturpunkte, von denen es mehrere Hundert gibt, können durch Massage, durch Nadeln, mit Wärme oder dem Laserstrahl beeinflusst werden.

So funktioniert die Therapie

Die Akupunktur hat auch in der Neurodermitisbehandlung ihren festen Platz; hier ist allerdings wegen der gesteigerten Schmerzempfindlichkeit der Haut die Laser-Akupunktur vorzuziehen. Jeder zu behandelnde Akupunkturpunkt wird dabei mit dem Lasergerät 15 bis 45 Sekunden lang bestrahlt. Auch bei Kindern ist dieses schmerzlose Vorgehen geradezu ideal.

Die Akupunktur lässt sich auch an der Ohrmuschel gut anwenden, auf der unser ganzer Körper einschließlich den Organen gewissermaßen kartographisch gespeichert ist. Der Allergiepunkt an der Ohrspitze muss immer mitbehandelt werden; ansonsten richtet sich das therapeutische Vorgehen nach den individuellen Gegebenheiten. Die Akupunktur genügt allein meistens nicht, um eine Neurodermitis von Grund auf zu behandeln, sie ist jedoch eine wertvolle Unterstützung.

Die Akupunktur kann die Neurodermitisbehandlung sinnvoll unterstützen.

Biologische Heilverfahren

Bioresonanztherapie

Das Prinzip der Bioresonanztherapie beruht auf der Tatsache, dass in unserem Universum bis hin zu den 60 Billionen Zellen in unserem Körper alles von elektromagnetischen Schwingungen in Bewegung gehalten wird. So besteht auch der Lebensmotor in unserem Körper aus einem unvorstellbar vielfältigen Frequenzspektrum an Energie.

Bei der Bioresonanztherapie wird dieses über Elektroden von Hand- und Fußflächen abgenommen und über Kabel in das Bioresonanzgerät geleitet. Hier werden über ein kompliziertes System die harmonischen Schwingungen verstärkt, die pathologischen, disharmonischen so verändert und geordnet, dass sie dem Regulationssystem des Körpers als Heilanstoß zurückgegeben werden. Zwar bildet sich die Nahrungsmittelallergie auch langsam von selbst zurück, wenn, wie beschrieben, die Allergene aus der Nahrung weggelassen werden. Jedoch kann ich mich in der Praxis immer wieder davon überzeugen, dass die Verträglichkeit sich rascher wieder einstellt, wenn ein- bis zweimal pro Woche eine Bioresonanztherapie durchgeführt wird.

> Die Bioresonanztherapie löscht pathologische Schwingungen, sodass die blockierten Selbstheilungskräfte wieder tätig werden können.

So funktioniert die Therapie

In diesem Fall werden jeweils Allergene in den Regelkreis des Gerätes eingefügt, also entweder Weizen oder Kuhmilch als die Hauptallergene oder beginnend mit den Nebenallergenen wie Reis, Mais oder Bananen, die schneller auf die Therapie reagieren. In einer Sitzung, die meist mit einem fünf Minuten dauernden Grundprogramm eingeleitet wird, können nacheinander drei Allergene bearbeitet werden.

Meist reichen, nach meiner Erfahrung, drei Anwendungen aus, um wieder eine Verträglichkeit zu erreichen. Diese teste ich kinesiologisch aus, um das Lebensmittel wieder zuzulassen. Am besten ist es, dieses Lebensmittel sicherheitshalber nach dem Rotationsprinzip in den Speiseplan aufzunehmen, es also nur jeden vierten Tag zu genießen.

Auch gegen andere Allergene wirksam

Im Übrigen kann auch die Reaktion auf andere Allergene durch die Bioresonanztherapie abgemildert oder beseitigt werden. In diesem Fall werden z.B. eine Hausstaubprobe (aus dem eigenen Staubsauger!) oder Tierhaare (der eigenen Haustiere!), unverträgliche Chemikalien oder Pollen in den Becher des Gerätes eingelegt, um bearbeitet zu werden. Die Pollen aus der Umgebung fangen Sie am besten ein, indem Sie den Staub von Ihrem Fensterbrett oder Balkon zusammen kehren. Oder Sie bringen eine Schlaufe von Tesafilm, mit der Klebefläche nach außen am Fenster an, auf der sich die Pollen fangen. Gerade auch bei Heuschnupfen und Tierhaarallergie kann man hier Gutes bewirken. Fragen Sie bei den Firmen Vega oder Regumed (siehe Anhang), die die Bioresonanzgeräte vertreiben, nach einem Therapeuten in Ihrer Nähe. Leider werden die Kosten nicht von der Krankenkasse getragen. Die Honorare, die dafür berechnet werden, sind sehr unterschiedlich. Informieren Sie sich vorher!

> Wie andere biologische Heilmethoden auch kann die Bioresonanztherapie anfangs zu einer Erstverschlimmerung führen.

Eigenblutbehandlung

Diese Methode gehört zum bewährten Bestand der Naturheilkunde. Wie der Urin enthält das Blut, aus dem letzterer gefiltert wird, alle Antikörpermuster aus den zahlreichen Abwehrschlachten, mit denen der Körper es in seinem Leben zu tun hatte. Sie können ihm auf diese Weise gewissermaßen spiegelbildlich noch mal vorgehalten werden als Reiz, die Selbstheilungskräfte zu mobilisieren.

Bei der klassischen Form werden ein bis mehrere Milliliter Blut aus der Vene entnommen und – nach mehrfachem Schütteln – in den Gesäßmuskel gespritzt. Bei Allergien, so auch der Neurodermitis, empfehlen sich jedoch modifizierte, also abgewandelte Methoden der Eigenbluttherapie.

So funktioniert die Therapie

Diese einfache, aber sehr wirkungsvolle Methode wird folgendermaßen durchgeführt:

Biologische Heilverfahren

- Dem Patienten wird aus der Vene, bei den Kindern aus dem Ohrläppchen, Blut abgenommen.
- Ein Tropfen davon wird in das erste von 7 bis 12 (bei hochallergischen Patienten auch 18) Fläschchen eingebracht, die jeweils – schon vorbereitet – 99 Tropfen 30-prozentigen Alkohol enthalten.
- Ein Tropfen davon wird jeweils in das nächste Fläschchen getropft und dazwischen immer wieder kräftig geschüttelt. Diese Verdünnungsreihe wird so lange fortgesetzt, bis alle 12 (bzw. 18) Fläschchen die vorgesehene Lösung enthalten.
- Zweimal wöchentlich werden – mit der schwächsten Verdünnung angefangen – je zweimal fünf Tropfen täglich eingenommen.

ISF-Verfahren

Das Blut sollte immer zu Anfang abgenommen werden, bevor sich die Haut bessert. Je mehr die Haut »blüht«, desto besser schlägt die Eigenblutbehandlung an.

Eine weitere Eigenblutnosodentherapie ist das ISF-Verfahren, abgeleitet von Immunstimulations-Faktor. Es werden dem Patienten 2 ml Blut abgenommen und in ein Fläschchen gegeben, das einen Hilfsstoff in Form eines Aluminium-Citrat-Komplexes enthält. Nachdem dieser mit dem Blut in Reaktion getreten ist, wird das Gemisch in weiteren Fläschchen jeweils verdünnt und dabei kräftig verschüttelt bis zu einer Potenz C9.

Das Wirkprinzip ist eine immunologische Veränderung der allergischen Reaktion des Körpers auf das auslösende Antigen, unter anderem durch das Drosseln der Histaminausschüttung durch IgE und vermehrtes Auftreten blockierender IgG Antikörper.

Wichtig ist, das Blut im akuten Zustand abzunehmen, also wenn der Heuschnupfen richtig blüht oder die Haut bei der Neurodermitis sich im Schub befindet.

Ich bevorzuge diese Form der Eigenblutbehandlung, weil die Lösungen nach einem bestimmten Schema eingenommen und nicht gespritzt werden müssen, man die Zubereitung den Patienten gleich mitgeben kann, der Preis sich in Grenzen hält und sich die Wirksamkeit des ISF-Verfahrens in der Praxis immer wieder unter Beweis stellen lässt! Informationen über das Institut mentop-Pharma finden Sie im Anhang auf Seite 109.

Enzympotenzierte Desensibilisierung (EPD)

Gegensensibilisierung mit potenziertem Eigenblut nach Prof. Theurer

Hierbei werden zehn Milliliter des Patientenblutes bei der Herstellung des Präparates im Labor der Firma Vitorgan mit einem Serumaktivator versetzt, der die darin enthaltenen Antikörper umwandelt, sodass eine verminderte Reaktion des Körpers auf Allergene im Sinne einer Umstimmung des Immunsystems resultiert. In der Firma Vitorgan werden stufenweise Verdünnungen bis zu einer C12 hergestellt, die insgesamt zehnmal (zwei- bis dreimal wöchentlich) als kleine Quaddeln in die Haut gespritzt werden. Schon während der Spritzenkur tritt oftmals eine Besserung bei Hautveränderungen und Juckreiz ein.

Nachteil: Die Zubereitung dauert vier bis fünf Wochen, das Spritzen ist lästig, und gelegentlich gibt es auch eine Überempfindlichkeit auf den Serumaktivator. Immerhin kann aber für Kinder auch eine Präparation zum Einnehmen angefordert werden. Informationen zur Firma Vitorgan siehe Anhang.

Enzympotenzierte Desensibilisierung (EPD)

Die Entwicklung dieser Methode ist das Verdienst des englischen Arztes Len McEwen und beruht auf einer Verbesserung der herkömmlichen Allergie-Hyposensibilisierung durch einen Trick: Der Cocktail mit stark verdünnten Allergenen aus Lebensmitteln, Tierhaaren, Pollen, Milben etc. wird an ein körpereigenes Enzym, die Betaglucoronidase, gekoppelt. Damit wird eine Immunreaktion ausgelöst, die zu einer erheblichen Anhebung der allergischen Reaktionsschwelle führt.

Gerade bei der Neurodermitis, wie im Übrigen auch bei Heuschnupfen, liegt die Erfolgsquote um 75 Prozent.

So funktioniert die Therapie

Angewendet wird die EPD in Form einer kleinen Quaddel, die alle acht bis zwölf Wochen in die Haut des Unterarms gespritzt wird. Mit

Biologische Heilverfahren

der Zeit wird der Körper damit unempfindlich gegen die auslösenden Allergene.

Der Vorteil: Nur vier Tage um die Zeit der Spritze herum muss eine streng allergenfreie Ernährung mit Reduzierung auf einige wenige Lebensmittel eingehalten werden, in der Woche darauf sollten die Hauptallergene wie Milch, Weizen, Zitrusfrüchte, Nüsse und Eier noch vermieden werden. Das heißt, ungeduldige Patienten, die nicht so lange Verzicht üben möchten, wie dies bei der von mir beschriebenen Auslassdiät nötig ist, können ihren Speiseplan rascher wieder erweitern.

Der Nachteil: Es sind für eine dauerhafte Besserung sechs bis acht Spritzen nötig. Bei Patienten, die nicht nur auf Lebensmittel reagieren, sondern auch auf Pollen, kann nur in der pollenfreien Zeit gespritzt werden. Private Krankenkassen tragen die Kosten.

Behandlung mit Schlangenenzymen

Schlangengift als Therapeutikum bei Neurodermitis – das mag zunächst befremdlich klingen. Tatsächlich aber sind diese Präparate der Firma Horvi seit über 60 Jahren in zahlreichen Naturheilpraxen bewährt. Unlängst wurde darüber auch in den Medien vielfältig berichtet – gerade im Zusammenhang mit der Heilung von Neurodermitis.

Worauf beruht diese Wirkung? Das Gift zahlreicher Schlangen enthält eine große Anzahl von Enzymen. Dies sind Katalysatoren, also Substanzen, die Stoffwechselvorgänge in lebenden Systemen stark beschleunigen. Und viele Krankheiten beruhen gerade auf einer Störung dieser lebenswichtigen Enzyme. In stark verdünnter Form können hier die Enzyme aus Schlangengiften heilend wirken.

So funktioniert die Therapie

Möglich war dies allerdings erst, nachdem es Waldemar Diesing, dem Chef der Firma Horvi, gelungen war, das allergiegefährdende Eiweiß aus dem Schlangengift praktisch vollständig zu entfernen, ohne die Heilwirkung der Schlangenenzyme zu beeinträchtigen. Auf Grund

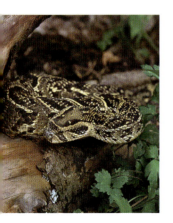

Schlangengift in aufbereiteter Form kann den Stoffwechsel positiv stimulieren.

der Erfolge mit den verschiedenen Schlangentoxinen ist diese Therapie immer dann sehr zu empfehlen, wenn mit den übrigen in diesem Buch empfohlenen Methoden kein Erfolg zu erzielen ist oder dieser zu lange auf sich warten lässt.

Es liegt auf der Hand, dass in diesen Fällen eine sachkundige therapeutische Führung notwendig ist. Auskünfte erteilt die Firma Horvi (siehe Anhang Seite 108 f.).

Urin – ein Wundermittel aus der Natur

Versetze ich mich in meine schulmedizinische Zeit an der Universitätsklinik zurück, so ist es mir schwer vorstellbar, dass ich meinen Patienten einmal empfehlen würde, ihren Urin zu trinken und sich damit einzureiben! Allzu unglaubwürdig klangen die Berichte darüber, was alles mit dieser Methode aus der »Drecksapotheke«, wie viele meiner Kollegen auch heute noch abschätzig urteilen, geheilt werden könne. Und doch stammt die Methode aus einem uralten Wissen der Volksmedizin von den Indern bis zu den Indianern. So weit muss man aber gar nicht zurückgehen. Auch unsere Soldaten an der Front machten im Zweiten Weltkrieg die Erfahrung, dass eitrige Wunden, Frostbeulen und Ekzeme ungewöhnlich schnell heilten, wenn sie darüber »pinkelten«. Der Arzt Dr. Krebs ordnete im Lazarett bei Fällen von Fleckfieber ein Klistier mit Urin an und stellte fest, dass diese Kranken meist überlebten.

Die Methode der Selbstbehandlung mit Urin ist in der Volksmedizin seit Jahrhunderten verankert.

Gewöhnungsbedürftig, aber wirksam

Verständlich, dass mancher zunächst einmal voll Ekel vor dieser ungewöhnlichen »Arznei« zurückschreckt. Mir ging es nicht anders, bis ich mir auf Mallorca eine scheußliche Sonnenallergie zuzog. Die Haut rötete sich, juckte elend, und ich konnte nachfühlen, wie es meinen Patienten mit Neurodermitis ging. Kurz entschlossen probierte ich das Einreiben mit Urin an mir selbst aus – und war bass erstaunt! Innerhalb kürzester Zeit blasste die Haut ab, und der Juckreiz verschwand. Inzwischen kann ich meine Patienten – nach anfänglichem

Biologische Heilverfahren

Zögern – häufig überreden, doch einen Versuch zu wagen. Keine Angst: Es riecht niemand etwas, und Ihrem Ehepartner müssen Sie es ja nicht unbedingt verraten. Immer wieder bestätigen mir meine Patienten die segensreiche Wirkung der Urineinreibung. Rötung und Juckreiz lassen tatsächlich nach, und die Haut wird wieder weich und geschmeidig.

Eigentlich gar nicht »Igitt«!

Gerade bei der Neurodermitis ist jedoch auch das Trinken des Urins empfehlenswert, um die Wirkung von innen heraus zu verstärken. Noch einmal ist eine Hemmschwelle zu überwinden. Vielen fällt es leichter, die ersten Proben in Tee oder Fruchtsaft zu verstecken, damit der Anblick dem Auge entzogen ist. Nach ein paar Tagen hat man sich meist daran gewöhnt und wagt eine halbe Tasse »pur«. Vielleicht hilft es Ihnen, wenn Sie sich einfach klar machen, dass Urin eigentlich ein sauberes, in der Regel steriles Filtrat ist, das die Nieren aus dem Blutserum herstellen.

Enthalten sind nicht nur Mineralien, Hormone, Vitaminreste, Melatonin, sondern vor allem auch alle Informationen, die sich dem im Körper kreisenden Blut aufgeprägt haben. Wir haben also damit unser ureigenstes, topaktuelles Heilmittel ständig zur Verfügung – und das zum Nulltarif. Kein Wunder, dass es seine breit gestreute Wirksamkeit bei allen möglichen Krankheiten bewiesen hat, insbesondere auch bei chronischen.

Ureigenstes Heilmittel zum Nulltarif: Urin enthält Mineralien, Vitaminreste und sogar Hormone wie beispielsweise Melatonin.

Berühmte Vorbilder

Im Fall von Allergien bleibt zu betonen, dass Urin auch Antigene und Antikörper enthält, quasi in homöopathischer Form. So werden die Erfolge vor allem bei Neurodermitis, Heuschnupfen und Asthma verständlich. Und wem das noch nicht genügend Mut macht, der möge sich vor Augen halten, in welch guter Gesellschaft er sich befindet: Nicht nur Gandhi und Nehru frönten der Urin-Therapie, auch die Bibel berichtet von Jesus, dass er während seines 40-tägigen Fastens in der Wüste »aus seiner eigenen Zisterne« trank.

Was Sie über die Urin-Therapie wissen sollten
- Nehmen Sie den Morgenurin, er ist am wirkungsvollsten.
- Fangen Sie mit einer kleinen Menge an, z.B. zwei Teelöffel, dann ein Schnapsglas, eine halbe Tasse, eine ganze Tasse. Manche trinken auch 200 Milliliter oder die ganze Tagesmenge. Das ist wahrscheinlich in der Regel nicht nötig, denn in der Naturheilkunde gilt das Arndt-Schulz'sche Gesetz, wonach starke Reize lähmen und kleine Reize stärken.
- Manchmal kann es zu Beginn zu Symptomen wie Unwohlsein, Kopfschmerzen oder Grippegefühl kommen. Dies ist ein Zeichen dafür, dass in Ihrem Körper etwas in Bewegung kommt. Gelegentlich können auch alte Krankheiten wieder aufflackern, die der Körper nicht richtig ausgeheilt hat und jetzt abarbeitet. Geben Sie deshalb nicht auf.
- Wichtig ist, dass Sie viel Wasser ohne Kohlensäure trinken, damit der Organismus die Schlackenstoffe ausscheiden kann. Die Heilreaktion geht meist in wenigen Tagen vorüber.
- Haben Sie Geduld: Die günstige Wirkung kann schon nach ein paar Tagen, jedoch auch wesentlich später auftreten.
- Wer den Urin partout nicht trinken mag, kann ihn sich auch als Klistier mit 10 bis 40 Milliliter zuführen, das im Darm verbleibt. Diese Form empfiehlt sich für Kinder, die das Trinken meist verweigern – bewährt bei Infektanfälligkeit und Allergien.
- Hochinteressant sind die Bücher von Carmen Thomas und Ingeborg Allmann mit zahlreichen staunenswerten Erfolgsberichten von Patienten (siehe Anhang Seite 110).

Klimakur

Die meisten Neurodermitiker werden die Erfahrung gemacht haben, dass sich ihre Haut an einem Urlaubsort mit günstigem Klima überraschend schnell bessert. Ein Beweis für die tiefgreifende Umstimmung des Organismus durch Klimafaktoren. Am wirksamsten, aber auch am aggressivsten ist das Nordseeklima.

Biologische Heilverfahren

Tipp: Fragen Sie Ihren Arzt, ob die Krankenkasse die Kosten für Aufenthalt und Behandlung in einem vertragseigenen Haus übernimmt.

Kleinen Kindern unter drei Jahren und Patienten, die aus anderen Gründen als der Neurodermitis gesundheitlich labil sind, empfehle ich deshalb das Hochgebirge oder südliche Gefilde, etwa den Mittelmeerraum oder das Tote Meer. Planen Sie vier bis sechs Wochen Kur-Urlaub, denn ein echter Kureffekt ist frühestens nach drei Wochen zu erwarten.

Erfolge sind oft nicht dauerhaft

Immer wieder muss man die Erfahrung machen, dass die Neurodermitis trotz Klimakur früher oder später zurückkehrt, wenn man nicht auch andere Register zieht, womit in erster Linie die Diät gemeint ist. Im Urlaub allerdings kann man die Zügel ruhig einmal lockerer lassen.

Ohne Stress und Belastungen, in schöner Umgebung, mit Bewegung und frischer Luft, Sonne und Meer steckt der Körper manche »Sünde« weg, die zu Hause böse Folgen gehabt hätte.

Für seelische Harmonie sorgen!

Neurodermitis ist eine Allergie und keine Krankheit, deren Wurzeln primär in einer seelischen Störung zu suchen sind. Der quälende Juckreiz aber, die Entstellung durch das Ekzem, die Beeinträchtigung bei Arbeit und Beruf, das Verzichten-Müssen auf manchen unbeschwerten Lebensgenuss, die ständige Furcht vor unversehens ausbrechenden Schüben versetzen den Neurodermitiker in eine seelische Spannung, die an seinen Nerven zerrt und die sich wiederum negativ auf den körperlichen Zustand auswirkt.

Das Wort Neurodermitis – »neuro« abgeleitet von Nerven, »dermitis« von Hautentzündung – zeigt den engen Zusammenhang zwischen Haut und Gemütsbewegungen auf. Durch Angst, Ärger, Kummer, Aufregung, aber auch durch Freude werden in der Haut biochemisch wirksame Substanzen freigesetzt, die Juckreiz und Hautrötung anheizen. Dagegen wirkt eine ausgeglichene Seelenlage auch beruhigend auf die Haut ein.

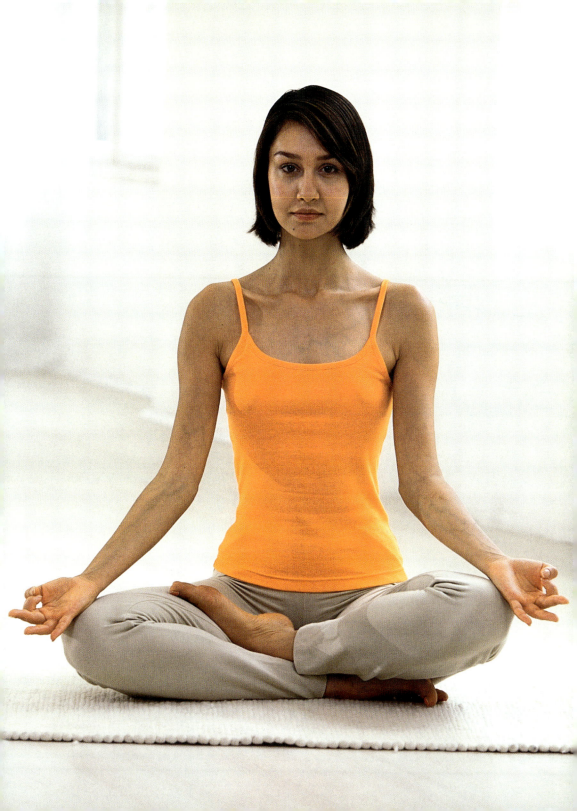

Biologische Heilverfahren

Es gibt für jeden eine passende Entspannungsmethode; probieren sie doch einfach mal Yoga, Autogenes Training oder Progressive Muskelentspannung aus.

Entspannung ist wichtig

Sie sollten deshalb immer darauf achten, dass nicht noch von außen zusätzliche Belastungen auf Sie einwirken. Sorgen Sie dafür, dass Sie berufliche und private Überbelastungen abbauen und Konfliktsituationen lösen. Ruhe, Ordnung und Harmonie sind notwendige Voraussetzungen für eine Besserung der Haut. Packen Sie Ihre Probleme tapfer an und sorgen Sie mit Entspannungsübungen – geeignet sind beispielsweise Autogenes Training, Yoga oder Meditation – für Gleichmut und Gelassenheit in Ihrem Gemüt. Einschlägige Bücher, Kurse und Kassetten werden vielfältig angeboten. (siehe Anhang). Wenn nötig, nehmen Sie die Hilfe eines Psychotherapeuten in Anspruch, dessen Kosten die Kasse trägt.

Die beste »Psychotherapie« ist jedoch die rasche Befreiung von der peinigenden Folter der Neurodermitis. Immer wieder erlebe ich, wie Optimismus, Schwung und Lebensfreude zurückkehren, wenn sich die ersten Erfolge der Behandlung eingestellt haben.

Psychische Belastung von Mutter und Kind

Es liegt auf der Hand, dass ein Neurodermitis-krankes Kind Tag und Nacht zum alles beherrschenden Mittelpunkt für eine Mutter wird, die ihrem Kind in seiner Not helfen und beistehen möchte. Schließlich gerät sie dabei an die Grenzen ihrer Belastbarkeit, nicht zuletzt durch die permanente Störung ihrer Nachtruhe.

Kein Wunder, dass sie sich gelegentlich bei Gefühlen von Aggressivität dem Kind gegenüber ertappt, was wiederum zu einem gewissen Schuldbewusstsein führt. Dies sowie Nervosität und Verzweiflung teilen sich wiederum dem Kind mit – ein Teufelskreis, der am schnellsten durch eine konsequente Behandlung durchbrochen wird, wie sie in ihren Grundzügen in diesem Buch dargelegt wurde.

Bachblütentherapie

Als hervorragende Unterstützung erweisen sich immer wieder die Bachblüten, so benannt nach dem Arzt Edward Bach, der diese 38 Blütenessenzen vor mehr als 60 Jahren entwickelte. Für die verschie-

Für seelische Harmonie sorgen!

densten Störungen des seelischen Gleichgewichts wie Mutlosigkeit, Pessimismus, mangelndes Selbstbewusstsein, Ängstlichkeit, Zorn und Gereiztheit gibt es eine spezielle Blüte, von denen vier Tropfen in einem Wasser-Alkoholgemisch zusammen viermal am Tag eingenommen werden können. Bei Erwachsenen, vor allem aber auch bei Kindern ist man oft erstaunt, wie sich die seelische Harmonie wieder einstellt. Aus den zahlreichen Büchern, in denen die entsprechenden Blüten charakterisiert sind, können Sie selbst die für Sie zutreffenden heraussuchen und in der Apotheke zubereiten lassen. Die peinigenden Symptome der Neurodermitis lassen sich damit oft besser ertragen.

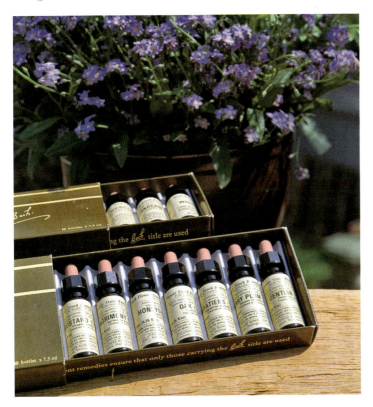

Bestimmte Bachblüten können dazu beitragen, Schmerz und Juckreiz zu lindern.

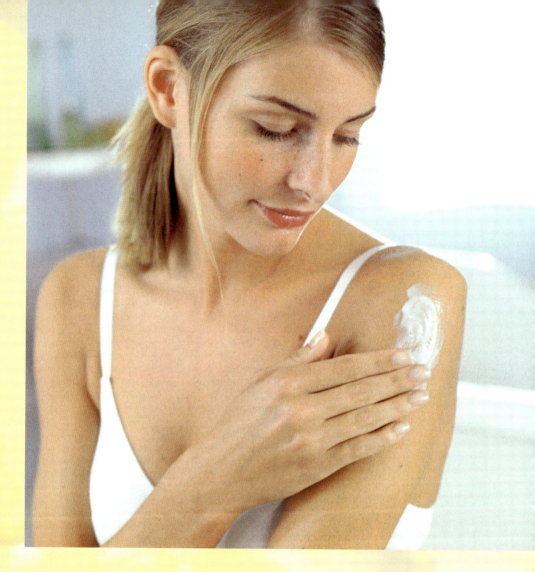

Die Behandlung der Haut

Dies ist ein weites Feld, auf dem jeder Betroffene seine eigenen Erfahrungen gemacht hat. Auch muss hier je nach Hautbild ganz individuell vorgegangen werden, weswegen fachkundige Hilfe angeraten ist. Aus meiner langjährigen Erfahrung möchte ich mich deshalb auf einige Schwerpunkte beschränken, die mir besonders wichtig sind und die sich in meiner Praxis bewährt haben.

Wasser sparsam verwenden

Wasser bewirkt kurzfristig eine Verquellung der Hornschicht und damit ein Weicherwerden der Haut, langfristig aber eine Austrocknung. Außerdem enthält es Chlor, das dazu beitragen mag, dass sich die Haut vieler Neurodermitiker nach dem Waschen, Baden oder Duschen rötet und gereizt anfühlt.

Mein Tipp: Um die erkrankten Hautpartien trotzdem zu reinigen und von Salbenresten zu befreien, können Sie einen Wattebausch mit Oliven- oder Distelöl tränken. Oder Sie verwenden das Haut-Aktiv Tonic der Firma Atamé (siehe Anhang) und verdünnen dieses im Verhältnis 1:1 oder 1:2 mit destilliertem Wasser aus der Apotheke. Sie erreichen damit eine tiefgehende Reinigung. Für die nicht betroffene Haut oder im späteren Abheilungsstadium verwenden Sie eine milde, alkali- und duftstofffreie Seife. Auch Waschlotionen z.B. von Sebamed oder das Duschgel von Dermavit können Sie ausprobieren.

> Lassen Sie während der akuten Krankheitsphase so wenig Wasser wie möglich an Ihre Haut herankommen.

Bäder

Für Bäder gilt das oben gesagte, also zu Anfang nur etwa ein- oder zweimal in der Woche ein Bad nehmen und zur Rückfettung einen Schuss Oliven- oder Distelöl zusetzen. Rückfettende Ölbäder, die es fertig zu kaufen gibt, enthalten nicht selten unverträgliche Bestandteile.

Einen heilenden Effekt hat der Zusatz von *Salz vom Toten Meer*, das auch den Juckreiz günstig beeinflusst. Wegen der leicht austrocknenden Wirkung muss die Haut hinterher sorgfältig eingecremt werden. Bei entzündeter Haut empfiehlt sich ein Zusatz von *Kaliumpermanganat*, das Sie als Kristall in der Apotheke kaufen können und von dem Sie gerade nur so viel dem Wasser zusetzen, dass daraus eine schwach rosa Lösung entsteht. Bei nässender Haut bewirkt der Gerbstoff aus der *Eichenrinde* eine Austrocknung.

Sehr empfehlenswert ist außerdem *Bonsoria-Shampoo* als Badezusatz. Es ist nicht nur gut verträglich, sondern übt durch seinen Teerzusatz auch eine heilende Wirkung aus. Nehmen Sie eine halbe Verschlusskappe für ein Vollbad.

Die Behandlung der Haut

Duschen

Stellen Sie sich zu Beginn der Behandlung wegen des Austrocknungseffektes nicht täglich unter die Brause, sondern waschen Sie sich lieber mit einem Waschlappen ab. Wenn Sie duschen, sollte das Wasser lauwarm sein. Andererseits berichten manche Patienten, dass sich der Juckreiz durch ausgiebiges, ganz heißes Duschen oft bessert. Vermeiden Sie die üblichen Duschgels und -Syndets. Sie trocknen die Haut aus und enthalten meist alle möglichen, für die Haut des Neurodermitikers unverträglichen Inhaltsstoffe.

Sauna

Grundsätzlich ist die Sauna eine vorzügliche Methode zur Reinigung und Entgiftung der Haut. Zudem stärkt sie die Abwehrkräfte besonders wirksam, wie alle bestätigen können, die mit einem Saunabesuch pro Woche ohne Erkältung durch den Winter kommen. Wie Sie auf die Sauna reagieren, müssen Sie ausprobieren.

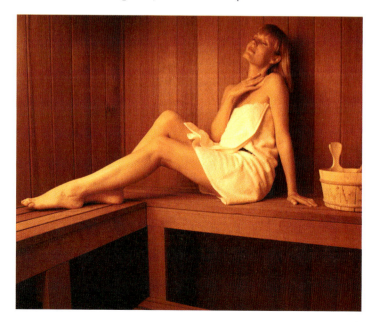

In der Sauna reinigt und entgiftet sich die Haut. Unterlassen Sie jedoch den Saunabesuch im akuten Stadium, da der Juckreiz durch die Hitze zunehmen kann.

Unterlassen Sie den Saunabesuch im akuten Stadium, da der Juckreiz durch die Hitze zunehmen kann. Viele Neurodermitiker können nicht richtig schwitzen und werden die gelösten Schlackenstoffe auf diese Weise nur schwer los. Wenn sich aber bei fortschreitender Heilung die Hautverhältnisse normalisieren, wird die Sauna besser vertragen und ist jetzt als regelmäßige Daueranwendung durchaus zu empfehlen.

Pflegemittel für die Haut

Neurodermitiker leiden meist darunter, dass ihre Haut unangenehm spannt und zu wenig Fett und Feuchtigkeit produziert. Auf die Dauer soll sie dies durch eine biologische Behandlung von innen heraus wieder selbst lernen. Zu Beginn kommt man meistens nicht umhin, von außen nachzuhelfen.

Pflanzliche Bestandteile wie Aloe vera, Johanniskraut, Ringelblume oder Kamille sensibilisieren oft die Haut.

Pflegemittel ohne Wirkstoffzusätze

Salben sind Wasser-in-Öl-Zubereitungen mit einem hohen Fettanteil. Sie sollten Fällen vorbehalten bleiben, die sich lediglich durch eine trockene, schuppige Haut auszeichnen. Sobald eine Entzündung sich durch Rötung oder gar Nässen anzeigt, sind sie nicht geeignet, weil sich unter der Fettschicht ein Wärmestau bildet, der Juckreiz und Entzündung verstärkt. Dies gilt für Vaseline, auch für Melkfett.

Cremes: Sie werden als Öl-in-Wasser-Zubereitungen bezeichnet und enthalten demnach einen höheren Wasseranteil, wodurch sie besser in die Haut eindringen und dort das Fett abgeben können. Aus dem riesigen Angebot muss sich jeder heraussuchen, was er am besten verträgt. In meiner Praxis haben sich beispielsweise bewährt:

- Physiogel
- Alfason Basis Cresa
- Neutrogena Creme
- Bedan Creme
- Asche Basis Creme
- Unguentum emulsificans
- Dermafarin Bioenergetic Creme

Die Behandlung der Haut

Schüttelmixturen: Sie bestehen aus einem Puder- und einem Wasseranteil, sind also völlig fettfrei. Ihr Vorteil liegt – gerade bei nässender Haut – in ihrem austrocknenden Effekt, der durch einen Anteil an Zinkoxid auch eine antientzündliche und desinfizierende Wirkung beinhaltet.

Wirkstoffhaltige Pflegemittel

Cortison

Eine Cortison-haltige Creme sollte nur als allerletzte Notbremse und über kurze Zeit eingesetzt werden.

Bei Neurodermitis wird meist das schwache Hydrocortison in die Salben- oder Cremegrundlage eingemischt. Es ist ein wahres Zaubermittel und führt innerhalb weniger Tage zur Abheilung der Haut und zum Verschwinden des Juckreizes. Die Kehrseite der Medaille: Cortison unterdrückt lediglich die Entzündung, nach dessen Absetzen ist in der Regel alles beim Alten. Die Neurodermitis kann sogar noch schlimmer aufflackern als vorher. Auf die Dauer angewandt kann es zu Nebenwirkungen kommen, wie Verdünnung und Brüchigkeit der Haut, sichtbare Äderchen vor allem im Gesicht und in den Hautfalten. Für mich kommt eine cortisonhaltige Creme deshalb nur in allerseltensten Fällen, gewissermaßen als Notbremse für wenige Tage in Frage.

Tacrolismus

Ähnlich wie Cortison unterdrückt auch Tacrolismus lediglich die Entzündung; zu einer wirklichen Heilung kommt es nicht.

Das gleiche gilt für den neuesten Hit im Kampf gegen die Neurodermitis, nämlich Salben oder Cremes, die die immunsuppressive Substanz Tacrolismus enthalten wie Protopic oder Elidel. Auch hier wird lediglich die Entzündungsreaktion der Haut unterdrückt und unmöglich gemacht. Nimmt man die Bremse wieder heraus, ist es dadurch zu keiner echten Heilung gekommen, und die Symptome flackern wieder auf. Außerdem schlägt noch der horrende Preis auf unser sowieso schon angeschlagenes Gesundheitssystem drastisch zu Buche: 100 g der 0,1-prozentigen Salbe kosten über 100 Euro! Überdies werden von der Firma in etwa 50 Prozent Nebenwirkungen wie Hautbrennen, Rötung, Prickeln und Juckreiz angegeben.

Pflegemittel für die Haut

Bufexamac
Bufexamac, z.B. in Parfenac Creme, ist ein Wirkstoff, der die Entzündung unterdrückt, wenn auch wesentlich geringer als bei Cortison. Jedenfalls besitzt er nicht die Gefahr von dessen Nebenwirkungen. Gelegentlich werden – wie bei allen äußerlichen Anwendungen – Unverträglichkeiten beobachtet.

Harnstoff
Dieser erhöht die Wasserbindungskapazität, somit werden harnstoffhaltige Zubereitungen von vielen Patienten als sehr angenehm empfunden, nehmen sie doch das Spannungsgefühl der trockenen Haut.

Thesit
Thesit wirkt örtlich leicht betäubend und stillt deshalb oft den Juckreiz. Nur in seltenen Fällen kommt es zu Kontaktsensibilisierungen.

Teerpräparate
Teerpräparate, z.B. Tumenol, eignen sich wegen ihres entzündungshemmenden und juckreizstillenden Effektes gut zum Einmischen in Pasten oder Schüttelmixturen.

Nachtkerzenöl
Nachtkerzenöl enthält die essenziellen Fettsäuren Linol- und Gamma-Linolensäure, die wichtige Bausteine für unseren Stoffwechsel darstellen. Gamma-Linolensäure wird offensichtlich im Organismus von Patienten mit Neurodermitis zu wenig produziert. Sie macht die Haut weicher und fetthaltiger und ist manchen Salben oder Cremes zugemischt. Laceran Omega ist beispielsweise so ein Präparat.
Wichtig ist in solchen Fällen aber auch die innerliche Einnahme von Nachtkerzenöl über längere Zeit und in ausreichender Dosierung (z.B. Efamol drei- bis viermal täglich zwei Kapseln über drei Monate).

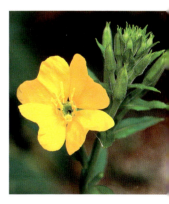

Die Nachtkerze liefert essenzielle Fettsäuren wie Linolsäure oder Gamma-Linolensäure.

Die Behandlung der Haut

Wirksame Mittel gegen den quälenden Juckreiz

Rasche Hilfe durch Tonicum

Tonicum Sensitive und *Haut-Aktiv Tonic* der Firma Atamé haben sich besonders gegen den Juckreiz bewährt. Sie enthalten eine Komposition verschiedener hautwirksamer, heilender Inhaltsstoffe auf pflanzlicher Basis, dazu eine juckreizstillende Substanz.

Das Tonicum Sensitive ist milder, das Haut Aktiv Tonic forte stärker. Beide Präparate setzen Sie daher am besten abwechselnd ein, an empfindlichen Stellen, z.B. bei Kindern oder bei Erwachsenen im Gesicht eventuell nur das Hautpflege-Tonic Sensitive. Es enthält etwas weniger Alkohol, der bekanntlich an nässenden oder aufgekratzten Stellen brennt.

Was zusätzlich hilft

Wenn die Haut zu stark spannt, können Sie außer den bereits genannten Cremes die Skin repair oder Sensitive Creme der Firma Atamé probieren (siehe Anhang). Die Präparate der Firma Atamé sind als Kosmetika registriert. Die Kosten werden in der Regel nicht von den Krankenkassen erstattet.

Regena Hautfluid G ist ebenfalls zur Linderung des Juckreizes und zur Abheilung der Rötung bewährt. Machen Sie damit Umschläge in einer Verdünnung von 1:5.

Anwendung

Reiben Sie die Haut dreimal täglich mit einem reichlich mit Tonikum benetzten Wattebausch kräftig ab. Anfängliches kurzes Brennen, verursacht durch den Alkohol im Tonikum, kann mit Hilfe eines auf kalt gestellten Föns rasch gemildert werden. Sie können die Flüssigkeit auch in eine zuvor heiß gespülte, abgetrocknete Untertasse tropfen, der Alkohol verfliegt nach kurzer Zeit.

Wirksame Mittel gegen den quälenden Juckreiz

Praktisch immer lässt der Juckreiz unverzüglich nach; falls das Jucken am Schlafen hindert, können Sie nachts nochmals behandeln. Die Haut wird nach dem Abreiben erfahrungsgemäß weicher und fühlt sich angenehm kühl an.
Schon nach kurzer Anwendungszeit tritt eine Stabilisierung ein. Kratzen verursacht nicht mehr tiefe Verletzungen wie früher – ein Zeichen für die beginnende Heilung.

Aloe vera barbadensis
Die äußerliche Haut- und Wundbehandlung mit dem Saft eines abgeschnittenen Aloeblattes gehörte zum allgemeinen volksmedizinischen Wissen unserer Großmütter und wurde in den 1980er Jahren wiederentdeckt. Seither konnte die vielfältige Wirksamkeit dieses Pflanzensaftes gerade bei Hautkrankheiten wie Neurodermitis und Psoriasis immer wieder unter Beweis gestellt werden.
Aloe-Gel versorgt die Haut mit Nährstoffen, das Zellwachstum neuer Hautzellen wird um das Siebenfache angeregt, es schützt die Haut vor Austrocknung und hilft ihr, sich zu regenerieren. Dies verwundert nicht, ist dieses Liliengewächs doch eine Speicherpflanze, die in trockenen Gebieten wächst und durch eine derbe Rinde geschützt im Blattmark Wasser und Nährstoffe speichert, die sie zum Überleben braucht. Von der Firma Forever Living gibt es zur Hautpflege *Aloe Gelly* und mit dem antibakteriell wirkenden Zusatz von Propolis *Aloe Propolis Creme*, die beide von meinen Patienten gelobt werden.
Allerdings sollte man gleichzeitig die Heilwirkung des Aloesaftes mit seinem positiven Effekt auf zahlreiche Stoffwechselprozesse und vor allem auch auf das Darmmilieu ausnutzen und Aloe-Gel als Saft trinken – z.B. ein Schnapsglas morgens nüchtern eine halbe Stunde vor dem Frühstück über mindestens drei Monate.

> Der Saft von Aloe vera hat sich – äußerlich wie innerlich angewendet – in der Behandlung von Hautkrankheiten seit Jahrhunderten bewährt.

Olivenblattextrakt
Schon Hildegard von Bingen hatte die Heilwirkung von Olivenblättern erkannt. Inzwischen hat die Wissenschaft herausgefunden, das die darin enthaltene Phenolverbindung, das Oleuropein, für den segens-

Die Behandlung der Haut

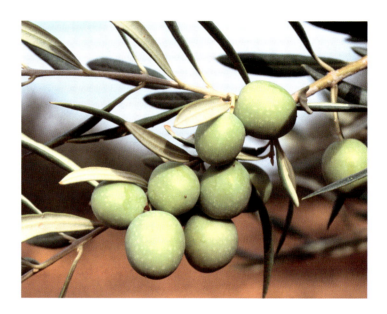

Der Extrakt von Olivenblättern hemmt Entzündungen der Haut und tötet Viren, Bakterien und Pilze ab.

reichen Effekt bei vielen Krankheiten verantwortlich ist, insbesondere auch bei Neurodermitis und Schuppenflechte. Es wirkt nämlich entzündungshemmend, juckreizstillend, regeneriert Hautzellen und beeinflusst den Feuchtigkeitsgehalt und die Elastizität der Haut. Bei Neurodermitis mit der häufigen Superinfektion der Haut ist es besonders angezeigt, weil es sowohl Bakterien als auch Pilze und Viren abtötet.

Erhältlich ist das Produkt als *Olivenblattcreme* (OBE) der Firma Sino-PlaSan AG über Apotheken. Die Creme enthält außer dem Olivenblattextrakt noch MSM als natürlichen, organisch gebundenen Schwefel, einen wichtigen Baustein von Enzymen und Immunglobulinen, sowie Traubenkernextrakt, der die Haut vor aggressiven Schadsubstanzen, den »freien Radikalen« schützt. Die Creme sollte ein- bis dreimal täglich sanft in die erkrankten Hautstellen einmassiert werden.

Unterstützt wird die Wirkung durch die innerliche Einnahme von *Olivenblattextrakt in Glycerin*, wodurch die Stärkung des Immunsystems und der antimikrobielle und entzündungshemmende Effekt

Wirksame Mittel gegen den quälenden Juckreiz

noch deutlich erhöht wird. Erhältlich ist das Produkt von der gleichen Firma in Flaschen mit 100 Milliliter, die Dosierung ist individuell verschieden, in der Regel dreimal ein Teelöffel zwischen den Mahlzeiten.

Emu-Öl

EMU-Öl, ebenfalls von der Firma SinoPlaSan AG erhältlich, wird aus dem Fett des australischen Straußenvogels, des Emus, hergestellt. Schon die Ureinwohner des australischen Kontinents, die Aborigines, behandelten wegen seiner entzündungshemmenden, antibakteriellen und juckreizstillenden Wirkung damit erfolgreich kranke Haut und Ekzeme.

Kolloidales Silber

Auch dieses Mittel war schon im 19. und Anfang des 20. Jahrhunderts bei vielen Krankheiten bewährt, geriet jedoch durch den Siegeszug der Antibiotika in Vergessenheit. Da immer mehr Keime Resistenzen gegen Antibiotika entwickeln und diese außerdem das Immunsystem und die Darmbakterien schädigen, hat Silber jetzt eine Renaissance erfahren.

Kolloidales Silber ist eine Suspension extrem kleiner Silberpartikel in destilliertem Wasser. Sie tragen eine elektrische Ladung, durch die sie sich gegenseitig abstoßen und in der Schwebe halten. Es setzt sich deshalb nicht am Boden ab, sollte aber trotzdem vor Gebrauch leicht aufgeschüttelt werden.

Die winzigen Silberteilchen – eines ist 60 000-mal kleiner als ein Riesenbakterium – haben den Vorteil, dass sie nach der Einnahme in die hintersten Winkel des Organismus dringen können. Dort vernichten sie Bakterien, Viren, Parasiten und Pilze, und zwar im Eiltempo von zehn Minuten. So bewährt sich das kolloidale Silber bei akuten und chronischen Erkrankungen verschiedenster Art dadurch, dass es lebensnotwendige Enzyme der unerwünschten »Mitbewohner« unwirksam macht. Nebenwirkungen sind – im Gegensatz zu Antibiotika – nicht zu befürchten.

Kolloidales Silber wirkt gegen Viren, Bakterien, Pilze und andere Parasiten – und hat im Gegensatz zu Antibiotika keine Nebenwirkungen.

Die Behandlung der Haut

Silber auf der Kleidung

Silberbeschichteter Stoff hat ganz offensichtlich ebenfalls eine abtötende Wirkung auf Bakterien und Pilze, wie vielfältige Erfahrungen von Patienten – unter anderem von der Dermatologischen Klinik der TU-München – belegen. Schon nach zwei bis drei Tagen wird darunter oft der Juckreiz besser, und die Haut zeigt deutliche Tendenzen zur Abheilung. Einige Firmen bieten Kleidungsstücke aus silberbeschichtetem Stoff an, wie T-Shirts, lange und kurze Unterhosen, Stulpen, Handschuhe, Halskrausen, Gesichtsmasken etc. (Bezugsquellen siehe Seite 108f.).

Anwendung

Bei Neurodermitis wird eine Mullkompresse mit einer verdünnten Lösung aus kolloidalem Silber getränkt und auf die betroffenen Hautstellen gelegt.

Eingenommen wird kolloidales Silber unverdünnt oder mit Wasser verdünnt (z.B. ein Teelöffel auf $1/2$ Liter Wasser über den Tag verteilt in kleinen Schlucken trinken). Die Konzentration beträgt dabei 5ppm. Bei der Neurodermitis bewährt sich vor allem der äußerliche Gebrauch mit 30ppm, also einer höheren Konzentration. Sie können eine Mullkompresse damit tränken und auf die betroffenen Stellen auflegen oder das kolloidale Silber aus einem Sprayfläschchen auf die Haut aufsprühen.

Da bei der Neurodermitis häufig eine Superinfektion mit Pilzen oder Bakterien (beispielsweise Staphylokokken) vorliegt, ist es verständlich, dass sich mit kolloidalem Silber die Abheilungsphase wesentlich beschleunigen lässt.

Sie erhalten kolloidales Silber in der Apotheke. Jedoch ist Vorsicht geboten, da der Anteil des kolloidalen Silbers in der Lösung von der Sorgfältigkeit der Herstellung abhängt. Auch verfällt es nach spätestens drei Monaten.

Sie können sich auch selbst für die ganze Familie ein eigenes Gerät anschaffen und sind somit für alle möglichen Gesundheitsstörungen autark. Wissenswertes – auch über die Bezugsquelle eines seriösen Herstellungsgerätes – erfahren Sie aus dem Büchlein »Immun mit kolloidalem Silber« von Josef Pies (siehe Anhang Seite 110).

Wirksame Mittel gegen den quälenden Juckreiz

Montesol N Suspension

Mineralien und Spurenelemente wirken sich erfahrungsgemäß günstig auf die Abheilung der neurodermitischen und psoriatischen Haut aus.

Wichtig ist dabei deren Zusammensetzung und Herkunft. Eine Vielzahl wichtiger Mineralien aus der Natur liegt in dem Produkt Montesol N Suspension für Neurodermitis (oder in anderer Form für Psoriasis) vor.

Gewonnen wird es aus uralten Meeresablagerungen, die sich fein verteilt und tief verborgen in Jahrmillionen alten Gesteinsschichten der Berchtesgadener Alpen erhalten haben.

Anwendung

Montesol N wird täglich über einen Zeitraum von mindestens drei Wochen gleichmäßig dünn auf die betroffenen Hautstellen aufgetragen und nach zehnminütigem Trocknen mit warmem Wasser abgewaschen.

Bei empfindlichen Menschen kann es zu leichtem Brennen, Austrocknung der Haut oder Juckreiz kommen, weswegen die Anwendung auch nicht auf offene oder blutende Hautstellen erfolgen sollte. Nach dem Abwaschen sollte die Haut eingecremt werden. Kontrollierte Anwendungsbeobachtungen ergaben innerhalb von sechs Wochen einen deutlichen Rückgang der Hautrötung und des Juckreizes. Sie bekommen Montesol N für Neurodermitis über Ihre Apotheke.

Montesol N Suspension vermindert den schlimmen Juckreiz, auch die Rötung der Haut geht deutlich zurück.

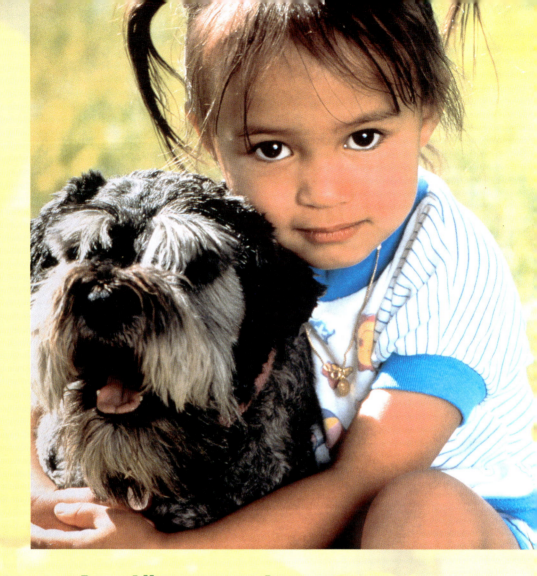

Auslöser und Verstärker

Es ist sehr schwierig, alle Auslöser und Verstärker Ihrer Neurodermitis herauszufinden – vor allem, wenn es sich um Chemikalien am Arbeitsplatz handelt oder um Schadstoffe in der Wohnung. Von zusätzlichen Allergenen wie Pollen, Milben, Chemikalien (beispielsweise in Putzmitteln), aber auch von Erdstrahlen, Elektrosmog und Giften muss der Körper zunächst einmal so weit wie nur irgend möglich entlastet werden.

Tiere – kein Umgang für Neurodermitiker

Tiere sollten in einem Allergikerhaushalt grundsätzlich nicht gehalten werden. Die Allergie gegen Haare und Schuppen von Pferd, Hund und Katze ist weit verbreitet. Auch der mit Milben durchsetzte Staub aus Vogel-, Hamster- und Meerschweinchenkäfigen ist nicht immer unproblematisch. Das gleiche gilt für Fischfutter.

Auch wer noch keine Allergie gegen Tierhaare hat, sollte sich kein Haustier halten; eine Empfindlichkeit dagegen kann sich herausbilden.

Es ist leichter, sich ein Tier erst gar nicht ins Haus zu holen, als sich später von einem lieb gewonnenen Mitbewohner wieder trennen zu müssen. Gerade für Kinder kann dies ein so schmerzliches Erlebnis werden, dass sich dadurch die Neurodermitis verstärkt!

Auch wer noch keine Allergie gegen Tierhaare hat, sollte sich kein Haustier halten: Eine Empfindlichkeit dagegen kann sich erst herausbilden.

Blütenpollen können die Neurodermitis verschlimmern

Tropft die Nase und tränen die Augen, ist im Frühjahr und im Sommer der Zusammenhang zu den umherfliegenden Pollen von Bäumen, Blumen und Gräsern rasch hergestellt. Ein wässrig-weißes Nasensekret und gerötete und juckenden Augen weisen auf Heuschnupfen hin. Aber auch Juckreiz und Hautrötung bei der Neurodermitis können durch eine Allergie auf Pollen verstärkt werden.

Kleine Ionisatoren, z.B. Polymed® aus der Apotheke, um den Hals gehängt, fangen die Pollen wenigstens teilweise ab. Nachts helfen Luftreinigungsgeräte.

So können Sie Heuschupfen und Erkältung unterscheiden

Symptome bei Heuschnupfen:	Symptome bei Erkältung:
▪ lange anhaltender Schnupfen	▪ kürzere Schnupfendauer
▪ Sekret wässrig-weiß	▪ Sekret gelb oder grünlich
▪ gerötete und juckende Augen	

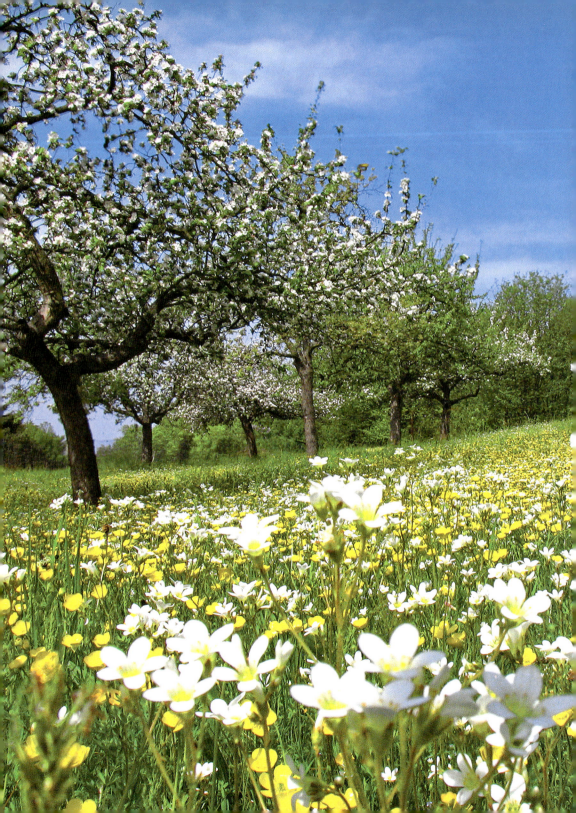

Im übrigen kann auch Smog, also verschmutzte Luft und erhöhte Ozonkonzentration, sogar der Kontakt mit Schnee oder mit Sand beim Spielen in der Sandkiste, zu einer Verschlimmerung der Neurodermitis führen. Selbst der Weihnachtsbaum im Zimmer kann einen akuten Schub auslösen.

Wie man sich bettet …

Das Bett sollte frei sein von Stoffen, die die Neurodermitis anheizen und Milben ein angenehmes Klima bieten. Zudecken, Kopfkissen und Bettwäsche sollen aus möglichst naturbehandelter Baumwolle oder Seide bestehen, die Matratzen aus Futon oder Kapok, einem pflanzlichen Material.

Die gewöhnlich empfohlenen Allergiedecken aus Synthetikmaterial haben den Vorteil, dass sich darin keine Milben ansiedeln und dass die Decken waschbar sind.

Legen Sie auf eventuell vorhandene Schaumstoffmatratzen mehrere Lagen Baumwolltücher oder –decken, um die Luftzirkulation zu verbessern. Im Übrigen sind Federkernmatratzen wegen der durch sie hervorgerufenen Verzerrung des Erdmagnetfeldes abzulehnen. Es sollte überhaupt kein Metall im Bett vorkommen.

Blühende Wiesen und Felder stellen auch für den Neurodermitiker eine Gefahr dar.

Für Ihr Bett

Erlaubt sind:
- Futon oder Kapok
- Baumwolle, Synthetik und Seide

Unerwünscht sind:
- Federn oder Daunen
- Rosshaarmatratzen
- Schafwoll- oder Kamelhaardecken
- Lammfellauflagen

Milben erhöhen den Juckreiz

Staub und Milben sind eng miteinander verbunden, da die Exkremente der Milben oft das Hauptallergen in dem Sammelsurium verschiedenartiger Substanzen und Stoffe sind, aus denen sich unser

Auslöser und Verstärker

Hausstaub zusammensetzt. Die lästigen Untermieter sitzen vor allem in Teppichen, Polstermöbeln, Matratzen und im Bettzeug. Hier gedeihen die Parasiten besonders gut, weil Sie mit Ihrer Körperwärme und der ausdünstenden Feuchtigkeit ein geradezu ideales Brutklima schaffen. Wenn Sie Ihr Bett morgens gleich wieder machen, anstatt es gründlich auslüften zu lassen, unterstützen Sie ihre Entwicklung. Hinzu kommt, dass die Milben durch das vermehrte Abschilfern von Hautschuppen bei Neurodermitikern im Bett einen einmaligen Futterplatz vorfinden.

Das stoppt Milbenbefall

Ein Muss für Neurodermitiker ist deshalb ein milbendichter Überzug über die Matratze, ein so genanntes »Encasing« (siehe Anhang). Mit einem ärztlichen Attest erstatten die Krankenkassen meist die Kosten. Auch ein Spray, das Neem enthält, dezimiert die Milben. Mit dem *Acarextest*® aus der Apotheke können Sie Milben in Ihrer Wohnung nachweisen. Mit dem Präparat *Acarosan*® ist ihnen der Garaus zu machen.

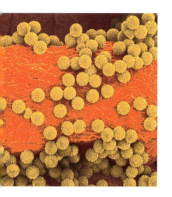

Mit dem Acarextest® können Sie Milben in der Wohnung nachweisen.

Chemikalien am Arbeitsplatz und im Haus

Eine Vielzahl von Berufen, Industriearbeiter aller Art, Landwirtschafts- und Forstangestellte, Bauarbeiter, Maler, Tapezierer, Fliesen- und Bodenleger, Friseure und Krankenschwestern, Drucker und Menschen, die in der Textil- und Reinigungsbranche arbeiten, gehen am Arbeitsplatz jeden Tag mit unzähligen Materialien um, die schwere gesundheitliche Belastungen für den Körper darstellen.

Dabei gibt es gewissermaßen zwei Schienen, auf denen die Reise in die Gesundheitsschädigung, zu einer Auslösung oder einer Verstärkung von Allergien, verläuft: Entweder die entsprechenden Substanzen sind Allergene, oder aber sie schädigen unser Immunsystem durch die ständige Einwirkung ihrer Giftstoffe.

Chemikalien am Arbeitsplatz und im Haus

Kosmetika und Putzmittel enthalten viele Reizstoffe

Auch im Haushalt sind wir täglich zahllosen Chemikalien und Schadstoffen ausgesetzt, ohne uns viel Gedanken darüber zu machen. Das fängt schon morgens mit der Zahnpasta an, geht über Tiegel und Töpfe, mit deren Inhalt wir unsere Haut »pflegen« oder unser Gesicht verschönern, die Haare färben oder tönen, bis hin zu den ungezählten Putz-, Scheuer-, Spül- und Waschmitteln, mit denen die Hausfrau »grau raus und weiß rein zwingt«. Informieren Sie sich daher über möglichst milde, auf natürlicher Seifenbasis hergestellte Putzmittel und Reiniger auf der Grundlage von Essig statt ätzender Zusätze. Erkundigen Sie sich über EM zum Putzen, eine revolutionäre Erfindung aus einer Bakterienmischung, die Sie von den üblichen Putzmitteln befreit (siehe Anhang). Ein reiches Angebot an gut verträglichen Körperpflegemitteln und Seifen bietet die Firma Conlei an (Adresse siehe Anhang Seite 108 f.).

Eine Schwächung des Immunsystems ist der Boden, auf dem Allergien gedeihen.

Waschmittel gefährden die Haut

Da von Waschmitteln immer Rückstände in der Wäsche bleiben, sind sie oft Anlass für eine Reizung der empfindlichen Haut des Neurodermitikers. Auch »biologische« Waschmittel bilden keine Ausnahme, da sie als Hilfsstoffe Enzyme enthalten, auf die viele Allergiker mit einer Verstärkung ihrer Beschwerden reagieren.

Meiden Sie den Kontakt mit Waschlauge, ebenso mit spül- oder putzmittelhaltigem Wasser! Tragen Sie beim Putzen stets Schutzhandschuhe – schon der Staub beim Staubwischen schädigt die Haut. Benutzen Sie Handschuhe für Allergiker (Bezugsquelle siehe Anhang Seite 108f.).

Bevorzugen Sie Seifenflocken oder Neutralseife aus der Drogerie oder dem Reformhaus. Waschen Sie damit sämtliche Handtücher, Bett- und Leibwäsche des Patienten. Sicherheitshalber kann ein zweiter Spülgang in der Waschmaschine eingestellt werden. Weichspüler sind strengstens verboten! Wer seine Wäsche im Trockner trocknet, kann ohnehin darauf verzichten, da die Wäsche darin wunderbar weich wird.

Auslöser und Verstärker

Falsche Kleidung verstärkt die Neurodermitis

Auch Textilien können die Neurodermitis höchst unerwünscht verstärken! So ist Wolle als Tierprodukt für die meisten ein enormer Symptomverstärker. Wollpullover dürfen z.B. auch nicht von der Mutter getragen werden, wenn enger Kontakt zu einem neurodermitischen Kind besteht. Ebenso sind Wollteppiche bedenklich, insbesondere wenn ein Kind darauf sitzen, spielen oder herumkrabbeln soll. Am sichersten vertragen werden Fußböden aus Parkett, Fliesen oder Linoleum.

Synthetikmaterial sollte gleichfalls gemieden werden, schon weil die Luftdurchlässigkeit gemindert ist und der Schweiß nicht abdunsten kann.

Manche Patienten sind auch allergisch gegen Kunstfasern. In geringer Menge sind sie gelegentlich den Stoffen beigemischt – und daher nicht deklariert – oder Nähte bestehen aus derartigem Material. Selbst so winzige Unverträglichkeitsfaktoren aufzuspüren lohnt sich! Wenn die Nähte von Unterwäsche kratzen oder Juckreiz verursa-

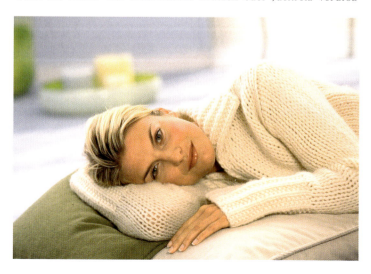

Neurodermitiker müssen sich vor Wolle und gefärbten Stoffen hüten.

Falsche Kleidung verstärkt die Neurodermitis

chen, können Sie die Kleidungsstücke mit der Innenseite nach außen anziehen. Alle rauen, kratzenden Stoffe sollten der empfindlichen Haut des Neurodermitikers ebenfalls nicht zugemutet werden. Lieblingsstücke können eventuell mit einem weichen, glatten Stoff gefüttert werden!

Vorsicht vor Färbungen!

Empfehlenswert ist möglichst unbehandelte Baumwolle; oft enthält sie jedoch Formaldehyd oder giftige Rückstände des Entlaubungsmittels, das bei der Baumwollernte verwendet wird. Waschen Sie deshalb Baumwollwäsche und -kleidung viermal, bevor Sie sie zum ersten Mal anziehen.

Seide ist ebenfalls gut verträglich, wärmt im Winter, kühlt im Sommer und saugt den Schweiß gut auf. Färbemittel verursachen gelegentlich Ekzeme und wirken sich negativ auf die Haut des Neurodermitikers aus. So habe ich wiederholt Hautveränderungen durch schwarze Strümpfe gesehen. Nicht nur die chemische Zusammensetzung der Färbemittel, sondern auch die Farbe selbst wirkt übrigens auf die Haut. So werden Hautfunktionen beispielsweise durch Rot angeregt, durch Blau beruhigt.

Tragen Sie daher nur weiße Baumwolle, wenn es erwiesen ist, dass Sie farbige Kleidungsstücke nicht vertragen.

Wählen Sie das richtige Material!

Meiden Sie:
- jedes tierische Material (auch Kamelhaar, Lammfell)
- Synthetikmaterial (auch als Nahtmaterial)
- raue kratzende Stoffe

Benutzen Sie:
- unbehandelte Baumwolle
- Seide
- Viskose

Auslöser und Verstärker

Spielzeug – nicht immer ungefährlich!

Spielsachen sind nicht selten starke Allergene! Überprüfen Sie das Spielzeug: Stofftiere dürfen nicht mit Wollresten gefüllt sein! Da sich auch Milben ansiedeln können, legen Sie die Kuscheltiere immer wieder mal für 24 Stunden in die Tiefkühltruhe. Gefährlich sind auch Puppen aus Fernost, deren Kunsthaar oft starke Reaktionen verursachen kann.

Vorsicht mit Kleber, Knetgummi und Filzstiften, mit denen Kinder basteln und spielen, und die sie beim Werkunterricht in der Schule benutzen.

Wohnen ohne Schadstoffe

Die beiden unsere Gesundheit am meisten schädigenden chemischen Stoffe in unseren Häusern sind Formaldehyd und Holzschutzmittel. Sie werden für eine Reihe allgemeiner Beschwerden verantwortlich gemacht, wie brennende und tränende Augen, Halsentzündungen, chronischen Husten, Kopfschmerzen, Schwindel, Übelkeit, Erbrechen, Schlaflosigkeit, Nervosität, Depressionen, Konzentrationsschwäche, schlechtes Gedächtnis, Schmerzzustände aller Art, Kreislaufbeschwerden, Herzrhythmusstörungen, häufige Erkältungen. Kinder werden in noch höherem Maße geschädigt als Erwachsene! Ihr Organismus, der sich erst in der Entwicklung befindet, ist den Giftstoffen wesentlich schutzloser ausgeliefert.

Formaldehyd

Formaldehyd löst Allergien aus und erhöht die Allergiebereitschaft, da es das Immunsystem schädigt.

Mit diesem heimtückischen Schadstoff kommen wir heutzutage auf so vielfältige Weise in Berührung, dass tatsächlich von einer konstanten Bedrohung unserer Gesundheit gesprochen werden muss. Formaldehyd löst Allergien aus und erhöht die Allergie-Bereitschaft durch Schädigung des Immunsystems. Vorkommen kann Formaldehyd in Kosmetika, Cremes, Filzstiften, vor allem aber in Möbeln und Press-Spanplatten (Regale, Schränke, Kindermöbel), versiegeltem Parkett und verklebtem Bodenbelag.

Auch wenn man das Formaldehyd nicht mehr riecht, schadet es der Gesundheit weiterhin, denn es gast zehn bis zwanzig Jahre aus! Wer einmal dagegen empfindlich geworden ist, reagiert auch auf geringe Mengen.

Das sprunghafte Ansteigen der Allergien ist nicht zuletzt auf die seit den 1950er Jahren gewaltig angewachsene Belastung mit dieser chemischen Substanz zurückzuführen. Auch hier bleibt der Therapie oft der Erfolg versagt, wenn das Wohnmilieu nicht saniert wird – eine leider meist mit erheblichen Kosten verbundene, aber unumgängliche Maßnahme.

Holzschutzmittel

Für viele Industrieprodukte, mit denen Holz präpariert oder imprägniert wird, gilt das Gleiche, was über Formaldehyd gesagt wurde. Darin enthaltene Gifte wie Lindan und Pentanchlorphenol haben schon viele Familien in den gesundheitlichen Ruin getrieben. Die Chemikalien gasen ebenfalls über zehn bis zwanzig Jahre aus.

In einer Neurodermitiker-Familie sollte immer nach Holzdecken, Paneelen oder Holzbalken gefahndet werden, die diese Schadstoffe enthalten könnten.

Auch bei der Einwirkung von Holzschutzmitteln stellen sich häufig Allergien ein. Information und Rat finden Sie beim Verein der Holzschutzmittel-Geschädigten (Adresse siehe Anhang).

Viele Holzschutzmittel enthalten Giftstoffe wie Lindan oder Pentachlorphenol, die 10 bis 20 Jahre lang ausgasen.

Erdstrahlen können Neurodermitis noch verstärken

Immer wieder erlebe ich es, dass meiner Therapie der volle Erfolg versagt bleibt, solange der Patient auf einem strahlungsgestörten Schlafplatz liegt. Was hat es mit den »Erdstrahlen« auf sich?

Die Strahlung aus dem Erdinneren, der wir normalerweise ausgesetzt sind, verstärkt sich über gut leitende Zonen im Untergrund in ungesunder Weise, z.B. über Erdbruch- und Verwerfungszonen, Klüften,

Auslöser und Verstärker

unterirdischen Wasserführungen (-adern), Kohle-, Öl- und Erzlagern oder leitenden Gesteinsflözen. In unseren Breiten sind vorwiegend unterirdische Wasseradern, hauptsächlich deren Kreuzungen, Verwerfungen oder geologische Bruchzonen die Störungs- oder Reizzonen. Stellen Sie Ihr Bett bei entsprechendem Verdacht erst einmal um. Haben Sie allerdings Pech, legen Sie sich nur von einer Störzone in die andere.

Die unsichtbare Dauerbelastung

Erdstrahlen lassen sich leider noch nicht mit Geräten sicher messen, nur der Mensch selbst ist dafür genügend empfindsam.

Besonders fatal wird es, wenn die Strahlung der Wasseradern sich durch ein Zusammentreffen mit dem streifenförmig angeordneten Strahlungsnetzen auf der Erdoberfläche verstärkt, beispielsweise durch das Globalnetzgitter nach Dr. Hartmann, das Currynetz oder das Bankergitter.

Bei diesen Phänomenen handelt es sich wahrscheinlich um stehende Wellen aus dem Weltall, die auf das Magnetfeld der Erde ausgerichtet sind. Die genannten ungesunden Strahlungen bedeuten eine permanente negative Belastung des Körpers, wobei er gerade während des Schlafes davon am empfindlichsten getroffen wird. Auf Dauer kommt es durch die Schwächung des Immunsystems zu typischen Krankheitserscheinungen. Bei atopischer Veranlagung kann eine Neurodermitis ausbrechen.

So werden Erdstrahlen aufgespürt

Leider lassen sich Erdstrahlen noch nicht mit Geräten objektiv und sicher messen. Noch immer ist man deshalb auf das feinste Empfangssystem, die Sensitivität des Menschen, angewiesen: Radiästhesisten (Rutengänger) können dank ihrer außergewöhnlichen Sensibilität solche Störzonen erspüren.

Lassen Sie im Verdachtsfall Ihr Schlafzimmer radiästhetisch vermessen – die Kosten halten sich in Grenzen, und das Geld ist gut angelegt, auch wenn es leider keine hundertprozentige Garantie dafür gibt, dass der Radiästhesist mit seiner Diagnose immer richtig liegt (Adressen siehe Anhang Seite 108f.).

Elektromagnetische Störfrequenzen

Erdstrahlen auf der Spur
Verdächtige Anzeichen sind:
- Einschlafstörungen
- unruhiger Schlaf
- Angstträume
- nächtliches Aufschreien
- Zähneknirschen
- Frieren oder Schweißausbrüche
- Schlafwandeln

Kinder rollen sich oft instinktiv an den Rand der Störzone und liegen morgens irgendwo am Fußende des Bettes.

Elektromagnetische Störfrequenzen

Durch Radar- und Funkanlagen, Mikrowellen, Energiefelder aus elektrischen Leitungen in der Wand, Hochspannungs- und Dachanschlussleitungen, Bahnstrom, Computer, Fernsehen und Radiowecker neben dem Bett, Quarzarmbanduhren und dergleichen mehr entsteht ein regelrechter Elektrosmog, der unseren Körper in einen dauerhaften Stresszustand versetzt.

Ganz besonders verheerend wirken sich schnurlose DECT-Telefone aus, deren Basis Tag und Nacht – bis in die Nachbarwohnung! – funkt, auch wenn Sie gar nicht telefonieren. Ganz zu schweigen von den überall – teils verborgen! – angebrachten Mobilfunkantennen, die unbemerkt bis in Ihre Wohnung strahlen. Besondere Sorge macht mir der immense Handy-Gebrauch unserer Jugendlichen, gibt es doch Untersuchungen, die negative Auswirkungen auf das Gehirn nahe legen.

Durch all diese elektromagnetischen Fremdreize werden unsere körpereigenen Steuerungssysteme in ihrer Ordnung gestört und aus dem Takt gebracht. Rückwirkungen auf immunologische und hormonelle Funktionen sind die Regel. Die Zunahme von Aggressivität, Unruhe und Schlafstörungen kann hier ihre Erklärung finden, nicht zuletzt die beängstigende Zunahme von Allergien verschiedenster Art!

Tipp: Lassen Sie in Ihrem Schlafzimmer einen Netzfreischalter einbauen oder ziehen Sie zumindest nachts die Stecker aus der Steckdose.

Auslöser und Verstärker

Das hilft gegen Elektrosmog

Im Gegensatz zu der Chemikalienbelastung kann man sich dem Elektrosmog nur sehr bedingt entziehen. Es lohnt jedoch, sich so weit wie möglich zu schützen, z.B. durch:
- Einbau eines Netzfreischalters
- Verzicht auf schnurlose, digitale DECT-Telefone
- Einschränkung des Handygebrauchs auf das Allernötigste
- Keine elektrischen Geräte im Schlafzimmer, zumindest nicht in der Nähe des Bettes
- Erkundigungen über den nächsten Standort einer Mobilfunkantenne in Ihrer Nachbarschaft über Infonet (Adresse siehe Anhang Seite 108f.).
- Informationen zu Elektrosmog über die zahlreichen Bücher, die es über dieses Thema gibt.

Amalgamplomben sind Gift im Mund

Dasselbe wie für Wohngifte, Erdstrahlen und Elektrosmog gilt für die Amalgamplomben im Mund: Sie lösen die Neurodermitis nicht direkt aus, können durch die Belastung des Körpers jedoch indirekt als Verstärker wirken.

Amalgam – rein technisch betrachtet ein ideales Material, um unsere Zähne zu füllen – enthält außer anderen Metallen auch Quecksilber. Dies aber ist von Haus aus sehr giftig. Leider bleibt es nicht in unseren Plomben, sondern löst sich aus der Legierung in kleinen Mengen und gelangt über das Kiefergewebe ins Lymphsystem und damit in jeden Winkel unseres Körpers.

Quecksilber wird vor allem in der Leber, im Darm, in der Niere, aber auch im Gehirn abgelagert. Folgen sind dann Beschwerden wie Depressionen, Konzentrationsstörungen und schlechtes Gedächtnis, Schwäche in den Beinen, zitternde Hände, Seh- und Hörstörungen, Kopfschmerzen, Schwindel, Schlafstörungen, Herzrhythmus-Unregelmäßigkeiten, Sensibilitätsstörungen der Haut, Gelenkbeschwerden,

Amalgam gibt auch nach vielen Jahren noch Quecksilber in den Körper ab.

Amalgamplomben sind Gift im Mund

Mundbrennen, Geschwüre im Mund, Mundgeruch, Parodontose und Hautkrankheiten. Darüber hinaus schädigt Amalgam unser Enzymsystem, durch das alle Stoffwechselvorgänge gesteuert werden, und schwächt außerdem das Immunsystem. Dadurch aber wird der Boden bereitet für Allergien aller Art, auch für eine Neurodermitis.

Zahnsanierung ist unerlässlich

Lassen Sie alle Amalgamfüllungen durch Gold oder Keramik ersetzen, da sonst alle therapeutischen Bemühungen im Kampf gegen die Neurodermitis vergebens sein können. Achten Sie jedoch darauf, dass Ihr Zahnarzt ein Goldmaterial verwendet, das kein Palladium enthält. Palladium verursacht in einzelnen Fällen die gleichen verheerenden Symptome wie Amalgam.

Ist außer Amalgam ein weiteres Metall im Mund, entsteht zwischen beiden Metallen ein elektrischer Strom, durch den sich das Quecksilber beschleunigt aus den Plomben löst. Damit die Kasse die Kosten für die Zahnsanierung bezahlt, ist ein Test vorgeschrieben, der eine Allergie gegen Amalgam nachweist, der Epicutan-Test. Die Schädigung des Organismus beruht jedoch nicht auf einer Allergie, sondern auf der Vergiftung durch Quecksilber. So fällt der Test meist negativ aus. Versuchen Sie trotzdem, mit einem Attest Ihres Arztes die Kostenerstattung zu erreichen.

> Alles, was Ihren Organismus belastet, leistet Ihrer Krankheit Vorschub.

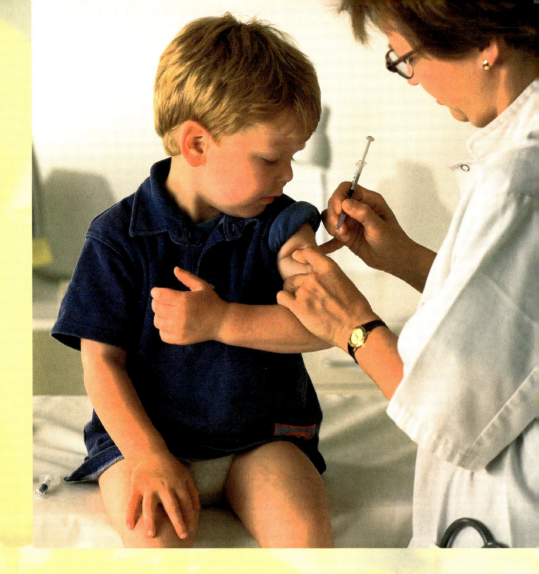

Neurodermitis und Impfung

Die Erfahrung zeigt eindeutig, dass eine Neurodermitis oft erstmals nach einer Impfung zum Ausbruch kommt – selbstverständlich nur, wenn eine entsprechende allergische Veranlagung besteht.

Bei Kindern, die bereits an einer Neurodermitis leiden oder aus Allergikerfamilien stammen, ergibt sich hier ein gewisses Dilemma: Einerseits möchten Eltern und Arzt kein Risiko eingehen, andererseits ist die Not groß, wenn eine explosive Verschlimmerung der Haut nur schwer in den Griff zu bekommen ist.

Der Grund für die schlechte Verträglichkeit von Impfungen mag einerseits darin liegen, dass viele Impfstoffe auf der Basis von Eiklar hergestellt werden, gegen das oftmals eine Allergie besteht. Andererseits hat sicher der auch in den vorherigen Abschnitten bereits erwähnte Gesichtspunkt eine zentrale Bedeutung: Jede Belastung des Organismus beinhaltet auch die Gefahr einer Verschlechterung der Neurodermitis!

Wann impfen – und wann besser nicht?

Da der Körper durch die Impfung praktisch einer künstlichen, wenn auch abgemilderten Infektion ausgesetzt wird, kann dies schon reichen, um das Fass zum Überlaufen zu bringen!

Die Frage vieler Mütter, ob sie ihr Kind impfen lassen sollen oder nicht, und wenn ja, wogegen, kann ich nicht pauschal beantworten. Die Antwort hängt davon ab, wie anfällig, wie infektionsgefährdet das Kind ist, und welche Einstellung die Eltern und der betreuende Arzt zu Krankheit und Impfung haben.

Sind sich beide darüber einig, dass ein gesund ernährtes Kind unter entsprechender naturheilkundlicher Begleittherapie so häufige Erkrankungen wie Mumps oder Masern aus eigener Kraft überstehen kann und soll, werden sie eher auf eine Impfung verzichten, als bei einem Kind, das durch die weit verbreitete Fehlernährung mit zu viel Zucker und Weißmehl oder durch wiederholte Antibiotikagaben sowieso mehr krank als gesund ist, und bei dem daher möglicherweise Komplikationen zu befürchten sind.

Mit allem Vorbehalt möchte ich im folgenden Empfehlungen zum Problem der Impfung bei allergiekranken oder -gefährdeten Kindern geben.

Wichtige Impfungen nach dem zweiten Lebensjahr:
- **Tetanus**
- **Kinderlähmung**

Neurodermitis und Impfung

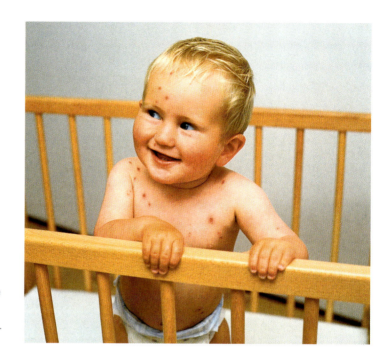

Bei manchen Krankheiten sollte auf eine Impfung verzichtet werden, wenn dadurch eine Verschlimmerung der Neurodermitis heraufbeschworen wird.

Keine Impfung im ersten Lebensjahr
- Das Immunsystem reift erst im ersten Lebensjahr aus. Mit der Impfung wird der Organismus aber einer künstlichen Infektion ausgesetzt, die ihn schon in dieser labilen Phase zwingt, Antikörper gegen die Krankheitserreger zu bilden. Mit dieser Aufgabe ist er vom zweiten Lebensjahr an weniger leicht überfordert.
- Die Krankheiten, gegen die geimpft werden soll, kommen im ersten Lebensjahr sowieso selten vor (Tetanus, Mumps, Masern).
- Bei einer tatsächlichen Keuchhusten-Infektion lässt sich durch frühzeitigen Einsatz von Antibiotika und homöopathischen Mitteln der Verlauf abmildern.
- Tuberkulose ist heute zu einer so seltenen (und heilbaren) Krankheit geworden, dass dagegen meistens überhaupt nicht mehr geimpft wird.

Wann impfen – und wann besser nicht?

Impfung nur bei stabiler Gesundheit

- Zeigen sich bei einem Kind Krankheitssymptome, läuft beispielsweise die Nase, tritt Husten auf oder ist die Haut bei Neurodermitis gerötet und gereizt, signalisiert der Körper damit, dass er mit der Bewältigung dieses Problems beschäftigt ist. Muss der Organismus außerdem auf die im Impfstoff enthaltenen Erreger reagieren, so wird er in einen »Zweifrontenkrieg« verwickelt. Dies sollte man ihm ersparen.
- Deshalb empfehle ich, bei Neurodermitis-Patienten eine Impfung – wenn überhaupt – nur dann vorzunehmen, wenn durch Diät und naturheilkundliche Vorbehandlung ein stabiler Gesundheitszustand und zufrieden stellende Hautverhältnisse erreicht worden sind.

Gegen was sollte man impfen – und gegen was nicht?

- Auf Impfungen gegen Masern, Mumps, Keuchhusten, Diphtherie, Tuberkulose und – bis eine Schwangerschaft zur Debatte steht – auch gegen Röteln sollte verzichtet werden, wenn dadurch der Ausbruch oder eine Verschlimmerung der Neurodermitis heraufbeschworen wird.
- Eine Tetanusimpfung sollte angesichts der zwar seltenen, aber lebensbedrohlichen Infektion vorgenommen werden, jedoch genügt die Impfung im zweiten Lebensjahr, wobei man einen günstigen Zeitpunkt abwarten kann.
- Kinderlähmung kommt durch die Durchimpfung der Kinder glücklicherweise in Deutschland praktisch nicht mehr vor. Da eine so genannte Impfpolio als Komplikation der Schluckimpfung zum Schluss häufiger auftrat als eine Infektion mit dem Wildvirus, ist man wieder zu dem gespritzten Impfstoff zurückgekehrt. Wenngleich ich in der Kinderklinik diese heimtückische Krankheit mit ihren Schrecken auch noch miterlebt habe, bin ich doch der Meinung, dass aufgrund des so gut wie totalen Aussterbens in unserem Land zumindest nicht im ersten Lebensjahr gegen Kinderlähmung geimpft werden muss.

> Neurodermitis-Patienten sollten nur dann geimpft werden, wenn durch Diät und natürliche Vorbehandlung die Gesundheit stabilisiert und die Haut zufrieden stellend ist.

- Die Hepatitis B ist meist in den üblichen Mehrfachimpfstoffen enthalten. Da der Erreger durch Sexualkontakt und Blut übertragen wird, sehe ich nicht ein, warum man einen Säugling damit belasten muss!

Meine ganz persönliche Meinung

Wer sich wie ich in der Praxis fast ausschließlich mit der Behandlung Neurodermitiskranker beschäftigt, macht immer wieder die Erfahrung, dass die Krankheit erstmals nach einer Impfung ausbricht. Ganz offensichtlich kommt es dabei zu Verschiebungen im Immunsystem, die allergischen Reaktionen Vorschub leisten. Dies lässt sich durch wissenschaftliche Untersuchungen belegen.

Eine künstliche Krankheitsbelastung

Immerhin belastet man den jungen Organismus mit seinem noch nicht ausgereiften Immunsystem bei der üblichen Mehrfachimpfung künstlich mit fünf bis sechs Krankheiten und riskiert dabei den erstmaligen Ausbruch oder die Verstärkung der Neurodermitis – eine fatale Konsequenz, die meiner Meinung nach bei realistischer Einschätzung des tatsächlichen Infektionsrisikos nicht gerechtfertigt ist. Wohlgemerkt, spreche ich hier lediglich von Kindern mit einer möglichen erblichen Allergiebelastung, die zu befürchten ist, wenn bereits andere Familienmitglieder, wie Eltern, Großeltern, Geschwister, Tanten, Cousins usw. an Heuschnupfen, Asthma oder Neurodermitis erkrankt sind.

Leider befinde ich mich mit meiner durch die tägliche Erfahrung begründeten Meinung im Gegensatz zu den meisten Kinderärzten, die zögernde Mütter und Väter mit drastischen Drohungen zur Impfung drängen.

Zweifellos werden zahlreiche Eltern dadurch in Konflikte gestürzt, aus denen sie sich nur durch Information befreien können. Bücher über Für und Wider von Impfungen finden Sie im Anhang (siehe Seite 110).

Bei bestehendem Ekzem nicht impfen

Völlig unakzeptabel ist es natürlich, wenn Kinder mit einem bereits bestehenden Ekzem geimpft werden, was immer wieder vorkommt. Dies widerspricht dem wichtigen Grundsatz, dass nur gesunde Kinder mit einer oder mehreren künstlichen Krankheiten belastet werden sollen.

Es würde auch keiner auf die Idee kommen, einen kleinen Patienten zu impfen, der gerade mit einer fieberhaften Mittelohrentzündung oder einer eitrigen Angina kämpft. Offenbar empfinden meine Kollegen die Neurodermitis aber nur als einen äußerlichen Schönheitsfehler und nicht als das, was sie ist: eine regelrechte Erkrankung, deren Wurzeln nicht zuletzt in einer Dysfunktion des Immunsystems zu suchen sind.

Die homöopathische Begleittherapie bei einer Impfung
Mit Hilfe von homöopathischen Mitteln ist es möglich, die negativen Rückwirkungen einer Impfung abzumildern. Hauptsächlich, aber nicht als einziges Homöopathikum, kommt hier Thuja in Frage; eine Beratung durch einen homöopathisch geschulten Therapeuten ist in jedem Fall unerlässlich!

Verstärkung der Neurodermitis durch andere Erkrankungen

Bei Kindern genügt of schon das Zahnen, um Hautrötung und Juckreiz zu verschlimmern. Ist ihr Körper durch eine Virusgrippe geschwächt, so verstärkt sich meist die Neurodermitis ebenfalls.

Senken Sie Fieber künstlich, so werfen Sie Ihrem Körper »Knüppel zwischen die Beine«. Das gilt auch für die künstliche Unterdrückung von Husten, Schnupfen und Durchfall. Diese lästigen Begleiterscheinungen sind ja nicht die eigentliche Krankheit, sondern Ausdruck für das Bemühen des Körpers, sich von Krankheitserregern und Giftstoffen zu befreien. Belasten Sie daher Ihren Organismus im Kampf gegen die Krankheitserreger nicht durch Medikamente, die seine auf Hochtouren laufende Entgiftungsfunktionen nur verschlechtern, etwa durch die üblichen Grippemittel, fiebersenkende Tabletten, Zäpfchen oder gar Antibiotika!

Antibiotika nur im Notfall einsetzen

Bei den üblichen Erkältungskrankheiten, die durch Viren und nicht durch Bakterien hervorgerufen werden, sind Antibiotika wirkungslos. Antibiotika sollten nur der Behandlung schwerer bakterieller Infektionen vorbehalten bleiben, denn sie schädigen stets die körpereigenen, nützlichen Bakterien. Während Sie nach dem natürlichen Verlauf eines Infekts gesünder sein sollten als vorher, schleppen Sie sich nach einer unterdrückten Grippe meist noch lange angeschlagen durch die Tage. Gerade Neurodermitiker sollten sich einen Therapeuten suchen, der die üblichen grippalen Infekte mit homöopathischen oder anderen natürlichen Mitteln behandelt.

Antibiotika sind wirkungslos bei Erkältungskrankheiten, die durch Viren hervorgerufen wurden.

Ein Wort zum Schluss

Berücksichtigt man, dass die Neurodermitis durch Erbfaktoren tief verankert ist, dass andererseits auch vorerst leicht betroffene Patienten immer Gefahr laufen, eine Explosion ihrer Symptome zu erleben, so ergibt sich daraus:
Es müssen alle Register gezogen werden, um die Krankheit von Grund auf in den Griff zu bekommen. Ich setze daher zunächst schrittweise, später kombiniert die in diesem Buch aufgeführten Methoden ein, um den Körper von mehreren Seiten in seinem natürlichen Heilungsbestreben zu unterstützen.

Geduld und Ausdauer bewahren

Die besten Erfolge werden selbstverständlich erreicht, wenn die Therapie-Planung möglichst unschematisch dem einzelnen »auf den Leib geschneidert« wird. Das setzt sachkundige Hilfe voraus. Die Behandlung der Neurodermitis in ihrer Komplexität ist für den Therapeuten eine echte Herausorderung.
Immer wieder ist es mir eine Freude zu erleben, dass meine Patienten als wirkliche Partner ihre Heilung als einen Weg verstehen, den sie mit mir gemeinsam gehen. Es ist ein Weg, auf dem manchesmal Geduld erforderlich ist, der aber letztlich zum Ziel führt, wenn Arzt und Patient es nicht an Beharrlichkeit, Zielstrebigkeit, Einfallsreichtum und Optimismus fehlen lassen. Gerade diese Eigenschaften besitzen viele Neurodermitiker – vielleicht als gütigen Ausgleich der Natur für die Bürde ihrer Krankheit. Dies gilt sogar für die vielen kleinen Patienten, die unter dieser Krankheit leiden. Es ist an uns, sie dabei zu ermutigen statt sie zu bedauern und mit gutem Beispiel voranzugehen.
Im Übrigen hoffe ich, mit diesem Buch aufgezeigt zu haben, wie viele Möglichkeiten es doch gibt, sich aus dem erbarmungslosen Griff einer scheinbar schicksalhaft ablaufenden Neurodermitis zu befreien.

Anhang

Hilfreiche Adressen

Aloe vera:
Forever Living Products
Germany GmbH
Adickesallee 63
60322 Frankfurt/Main
Internet: www.flpg.de

Atamé-Tonicum:
Atamé Kosmetik Vertrieb
Herbert Beisler
Hauptstraße 1
63773 Goldbach

Bioresonanztherapie:
Firma Regumed GmbH
Lochhamer Schlag 5a
82166 Gräfelfing
Internet:
www.bicom-bioresonanz.de

Bonsoria:
Helga Berkhahn
Bahnhofstraße 6
30916 Isernhagen

in Österreich:
Firma Bonsoria
Neuberg 171
A-5532 Filzmoos

Cellagon aurum:
H.-G. Berner GmbH
Hasenholz 10
24161 Altenholz

Vertrieb und Information:
Ingeborg Vaehsen
Benediktenwandstraße 38
81545 München
Tel.: (089) 38 10 26 83

Cytotest:
Cyto-Labor
Ortsstraße 22
34423 Lich-Ober-Bessingen
Internet: www.cytolabor.de

Dermavit Duschgel:
DermaVit KG
Unterer Anger 15
80331 München
Internet: www.dermavitkg.de

Eigenblutbehandlung, modifiziert
nach Prof. Theurer:
Firma VitOrgan
Brunnwieserstraße 21
Postfach 4240
73760 Ostfildern
Internet: www.vitorgan.de

Elektro-Akupunktur:
Kontaktadresse: Dr. Ivor Ruf
Hallstraße 11
86150 Augsburg

**EM-Therapie – Effektive Mikro-
Organismen nach Prof. T. Higa:**
EMIKO – Gesellschaft für
Umwelttechnologie mbH
Geschwister-Burch-Straße 9
53881 Euskirchen
Internet: www.emiko.de

Vertrieb und Information:
Ingeborg Vaehsen
Benediktenwandstraße 38
81545 München
Tel.: (089) 38 10 26 83

Emu-Öl:
Firma SinoPlaSan AG
Haussmannstraße 40
70188 Stuttgart
Internet: www.sinoplasan.com

EPD:
McEwen Laboratories Ltd.
12 Horseshoe Park
Pangbourne, Berks, RG8 7JW
England

Informationen:
Praxis Dr. med. S. Flade
Angerer Straße 38
80796 München
Tel.: (089) 30 76 52 48

Handschuhe für Allergiker:
Firma allsana – Produkte für
Allergiker
Stefanie Riehl
Hochkalterstraße 5
83483 Bischofswiesen
Internet: www.allsana.de

Holzschutzmittel:
Interessengemeinschaft der
Holzschutzmittelgeschädigten
e.V.
Unterstaat 14
51766 Engelskirchen
Internet: www.ihg-ev.de

Horvi Enzymtherapie:
HORVI-EnzyMed Holland B.V.
Postfach 708
NL-3170 AA Poortugaal

Adressen

Wissenschaftliche Beratung:
Frau Lambert
Tel.: (08856) 12 54 (Mo-Do von 9:00 bis 12:00 Uhr)
E-Mail: maria.lambert@horvi-enzymed.com

IgG-Test:
Informationen: Bio-Apotheke
Frauenstraße 17
80469 München

ISF-Verfahren:
Firma mentop-Pharma
Georg-Ohm-Straße 6
24837 Schleswig

Juice Plus:
Internet: www.juiceplus.de
Vertrieb und Information:
Institut für Gesundheit und Ernährung
I. Abhöh
Arnheimer Straße 20
40489 Düsseldorf

Luftreinigungsgeräte:
Firma Nikken
2 North Fourth Street
Central Milton Keynes MK9 1NJ
England
Informationen:
Ingeborg Vaehsen
Benediktenwandstraße 38
81545 München
Tel.: (089) 38 10 26 83

Mikrobiologisches Stuhllabor:
Labor Dres. Hauss
Postfach 1207
24332 Eckernförde
Internet: www.hauss.de

Milbendichte Matratzenbezüge:
Dr. Beckmann GmbH
Moosdorfstraße 1
82229 Seefeld
Internet: www.drbeckmann.de

Mobilfunkantennen – Standortverzeichnis:
Internet: www.umweltinstitut.org/elektrosmog

Montesol N:
Südsalz GmbH
Ridlerstraße 75
80339 München
Internet: www.montesol.de

Noni Saft:
Tahitian Noni – Morinda Int. Deutschland GmbH
Galileo-Galilei-Straße 18
55129 Mainz
Internet: www.morinda.com
Information:
Ingeborg Vaehsen
Benediktenwandstraße 38
81545 München
Tel.: (089) 38 10 26 83

Olivenblattextrakt:
Firma SinoPlaSan AG
Haussmannstrasse 40
70188 Stuttgart
Internet: www.sinoplasan.com

Radiästheten:
Deutsche Gesellschaft für Geobiologie e.V.
mit der Fachschaft Deutscher Rutengänger
Postfach 100306
93003 Regensburg
oder
Sandweg 3
93161 Sinzing

Regena Hautfluid G – Regena-Therapie:
REGENAPLEX GmbH
Robert-Bosch-Straße 3
78467 Konstanz
Internet: www.regenaplex.de

Silberwäsche:
Firma allsana – Produkte für Allergiker
Stefanie Riehl
Hochkalterstraße 5
83483 Bischofswiesen
Internet: www.allsana.de

Anhang

Bücher, die weiterhelfen

- Dörfler, Siegfried:
  Hefepilze im Körper
  Simondo 1998

- Flade, Sigrid:
  Diät für Allergiker,
  Rezeptesammlung
  Vertrieb und Information:
  Praxis Dr. med. Sigrid Flade
  Angerer Straße 38
  80796 München
  Tel.: (089) 30 76 52 41

- Grassberger,
  Thomas/Kotteder, Franz:
  Mobilfunk – Ein Freiland-
  versuch am Menschen
  Kunstmann Verlag 2003

- Hirte, Martin:
  Impfen – Pro & Contra
  Verlag Droemer Knaur,
  München 2001

- Marken, Mara:
  Machen Handys und ihre
  Sender krank?
  Bezugsquelle:
  Tel.: (0751)-977 08 50
  oder unter
  maramarken@web.de

- Pies, Josef:
  Immun mit kolloidalem Silber
  VAK Verlags GmbH, Freiburg
  2003

- Thomas, Carmen:
  Ein ganz besonderer Saft –
  Urin
  Piper Verlag 1999

- Vasey, Christopher:
  Das Säure-Basen-Gleichgewicht
  Knaur Verlag, München 2003

Selbsthilfegruppen

Bundesverband Neurodermitiskranker in Deutschland e.V.
Oberstrasse 171
56154 Boppard
Internet: www.neurodermitis.net

Register

Ahornsirup 39
Akupunktur 61
Allergie 7, 63
Aloe vera 81
Amalgam 98
Amaranth 35, 41
Antibiotika 106
Antigene 8, 9
Antikörper 8
Auslassversuch 23

Bachblütentherapie 72
Bäder 75
Bett 89

Beugenekzem 10
Bindegewebe 47
Bioresonanztherapie 62
Blähungen 17
Blütenpollen 87
Brot 34

Candida albicans 55
Chemikalien 90ff.
Cortison 78
Cytotest 27

Darm 51
Darmflora 53

Diät bei Kindern 40ff.
Duschen 76

Eier 30
Eigenblutbehandlung 63ff.
Ekzem, lichenifiziertes 11
Elektroakupunktur nach
  Voll 26
Elektromagnetische Stör-
  frequenzen 97
Emu-Öl 83
Entspannung 72
Enzympotenzierte Desensibili-
  sierung 65f.

Literatur, Selbsthilfegruppen, Register

Erdstrahlen 95ff.
Ernährungsumstellung 28ff.
Essstörungen 18

Fleisch 30, 31
Formaldehyd 94
Früchte 32ff.

Gebäckgrundlagen 35
Gemüse 34
Getränke 37, 38
Gewürze 36

Harmonie, seelische 70ff.
Haut
– Behandlung 74ff.
– Pflegemittel 77ff.
Heilverfahren, biologische 44
Herpesviren 12f.
Heuschnupfen 87
Hirse 35, 41
Histamin 7f.
Holzschutzmittel 95
Homöopathie 59ff

IgG4-Test 27
Immunglobuline 8
Immunsystem 7
Impfungen 100ff.
ISF-Verfahren 64

Juckreiz 11, 80ff.

Kartoffel 33
Kinesiologischer Muskeltest 25
Kleidung 92
Klimakur 69, 70
Kosmetika 91

Kräutertee 37
Kuhmilch-Unverträglichkeit 17

Mais 35, 41
Mandelmilch 41
Mastzellen 7
Matetee 37
Milben 89, 90
Milch 16, 29, 40
Milchschorf 10f.
Mineralwasser 38
Montesol N Suspension 85

Nachtkerzenöl 79
Nahrungsergänzungsmittel 50
Nahrungsmittel-Allergie 15, 17, 18
– Symptome 20, 21
Neurodermitis
– Auslöser 86ff.
– Definition 6ff.
– Diagnose 23ff.
– und Impfung 100ff.
– Ursachen 14ff.
Nüsse 33

Olivenblattextrakt 81, 82

Pilze 13, 55ff.
Probeessen 23, 24
Pseudoallergie 9
Pulstest nach Coca 25
Putzmittel 91

Quinoa 35, 41

Regena-Therapie 57ff.
Reis 35, 41

Sauna 76
Säure-Basen-Gleichgewicht 48
Säurebildende Nahrungsmittel 46, 47, 48
Schadstoffe 94
Schlangenenzym 66
Schweinefleisch 31
Silber, kolloidales 83
Spielzeug 94
Stillen 17, 40
Superinfektionen 12
Süßigkeiten 38
Süßstoff 38
Symbioselenkung 54

Tacrolismus 78
Tapioka 35, 41
Tierhaare 87

Übersäuerung 45ff.
Unterzungentest 24
Urin-Therapie 67ff.

Veranlagung, allergische 9
Vitalstoffe 50
Vollkorn 35

Waschmittel 91
Wasser 50, 51
Wurstwaren 31

Zahnsanierung 99
Zucker 38

Impressum

Besuchen Sie uns im Internet:
www.droemer-knaur.de

Weitere Titel aus den Bereichen Gesundheit, Fitness und Wellness finden Sie im Internet unter www.wohl-fit.de

Wichtiger Hinweis
Die im Buch veröffentlichten Ratschläge wurden mit größter Sorgfalt von Verfasserin und Verlag erarbeitet und geprüft. Eine Garantie kann jedoch nicht übernommen werden. Ebenso ist eine Haftung der Verfasserin bzw. des Verlages und seiner Beauftragten für Personen-, Sach- oder Vermögensschäden ausgeschlossen.

Impressum

Bildnachweis
Umschlagfoto: Mauritius/Stock Image
Fotos: Gräfe und Unzer/Detlef Seidensticker S.8; Imago/Udo Kröner S.60; Jump/Kristiane Vey S.74, S.92; Silvia Lammertz S.71; Mauritius/Pöhlmann S.4/L.Hillebrand S.6/age fotostock S.19, S.100/A. Mayer S.25/Raith S.42/T. Krüger S.44/Schmidt S.79/Paplo Galán Cela S.82/Rauschenbach S.88/Phototake S.90/age S.102; Medicalpicture/medicalart S.52; Okapia KG, Germany S.10; Reinhard-Tierfoto/Hans Reinhard S.66, S. 75; StockFood/Gabula Art-Foto S.14/Brigitte Sporrer S.22/Arnold Ritter S.28/Food Photography Eising S.33; Tahitian Noni S.50; Unold Electro Backmeister S.36; Zefa/masterfile/Randy Miller S.76/Fotopic S.86

Bibliografische Information Der Deutschen Bibliothek
Die Deutsche Bibliothek verzeichnet diese Publikation in der Deutschen Nationalbibliografie; detaillierte bibliografische Daten sind im Internet über http://dnb.ddb.de abrufbar.

© Knaur Ratgeber Verlage 2004
Ein Unternehmen der Droemerschen Verlagsanstalt Th. Knaur Nachf. GmbH & Co. KG, München
Alle Rechte vorbehalten

Das Werk einschließlich aller seiner Teile ist urheberrechtlich geschützt. Jede Verwertung außerhalb des Urhebergesetzes ist ohne Zustimmung des Verlages unzulässig und strafbar. Das gilt insbesondere für Vervielfältigungen, Übersetzungen, Mikroverfilmungen und die Einspeicherung und Verarbeitung in elektronischen Systemen. Bei der Anwendung in Beratungsgesprächen, im Unterricht und in Kursen ist auf dieses Buch hinzuweisen.

Projektleitung: Franz Leipold
Redaktion: Dr. Marion Onodi, Planegg
Herstellung: Veronika Preisler
Bildredaktion: Sylvie Busche (Ltg.), Lena Wendte
Umschlagkonzeption: Zero Werbeagentur, München
Satz und DTP: Gaby Herbrecht, München
Reproduktion: Kaltner Media, Bobingen
Druck: Offizin Andersen Nexö, Leipzig

Printed in Germany
ISBN 3-426-66975-7